WORLD ALLIANCE FOR PATIENT SAFETY
WHO DRAFT GUIDELINES FOR ADVERSE EVENT REPORTING AND LEARNING SYSTEMS
FROM INFORMATION TO ACTION

患者安全のための世界同盟
有害事象の報告・学習システムのためのWHOドラフトガイドライン
情報分析から実のある行動へ

監 訳
一般社団法人 日本救急医学会
　診療行為関連死の死因究明等の在り方検討特別委員会
中島　和江
（大阪大学医学部附属病院中央クオリティマネジメント部）

本書は，2005年に世界保健機関（World Health Organization）により，以下の表題で発行されました。
WHO draft guidelines for adverse event reporting and learning systems: from information to action

Copyright© World Health Organization 2005

日本語版の翻訳権については，株式会社日本ユニ・エージェンシー（東京）を通じて，株式会社へるす出版に対してWHO事務局長より承認されています。日本語版に関する責任は，すべて株式会社へるす出版にあります。

ISBN978-4-89269-736-4
©Herusu Publishing Co.,Inc. 2011

監訳
一般社団法人 日本救急医学会　診療行為関連死の死因究明等の在り方検討特別委員会
中島　和江　大阪大学医学部附属病院中央クオリティマネジメント部

訳者一覧
委員長　有賀　徹　　　昭和大学医学部救急医学
委　員　明石　勝也　　聖マリアンナ医科大学
　　　　石松　伸一　　聖路加国際病院救急部
　　　　奥寺　敬　　　富山大学大学院危機管理医学
　　　　島崎　修次　　国士舘大学大学院救急システム研究科
　　　　杉本　壽　　　星ヶ丘厚生年金病院
　　　　須崎紳一郎　　武蔵野赤十字病院救命救急センター
　　　　鈴木幸一郎　　川崎医科大学救急医学
　　　　堤　　晴彦　　埼玉医科大学総合医療センター高度救命救急センター
　　　　野口　宏　　　藤田保健衛生大学医学部救急科
　　　　横田　裕行　　日本医科大学救急医学

翻訳協力者
　　　　有嶋　拓郎　　富山大学大学院危機管理医学
　　　　井上　貴博　　川崎医科大学救急医学
　　　　世良　俊樹　　聖路加国際病院救急部
　　　　樽井　武彦　　杏林大学医学部救急医学
　　　　中村　俊介　　昭和大学医学部救急医学
　　　　木ノ元直樹　　木ノ元総合法律事務所
　　　　中村　勝己　　弁護士法人後藤・太田・立岡法律事務所
　　　　森山　満　　　森山経営法律事務所
　　　　横山　真司　　シリウス総合法律事務所

翻訳にあたって

　日本救急医学会「診療行為関連死の死因究明等の在り方検討特別委員会」（以下，委員会）委員と翻訳協力者の並々ならぬご尽力によって，ここに『患者安全のための世界同盟　有害事象の報告・学習システムのためのWHOドラフトガイドライン　情報分析から実のある行動へ』を上梓することができました。ここに深甚なる感謝の念を表したく思います。関係各位には本当にありがとうございました。

　さて，さかのぼりますと，日本救急医学会会員（以下，会員）が万が一にも医療事故に遭遇したときに，事故を報告した会員が処罰される懸念などについていろいろと検討を進めるプロセスにおいて，委員会は，厚生労働省によるいわゆる第三次試案と，同じく大綱案とについて，それぞれに見解を表明しました（平成20年4月9日，同8月28日）。そして，委員会から積極的な提案を試みるべく，平成21年11月20日に「医療事故の調査などに関する日本救急医学会の提案（案）」を発表しました。

　委員会によるこの提案（案）では，院内で催される事故調査委員会の自律性などに関連して医師のprofessional autonomyの考え方を強調すべきことや，本書第6章「成功する報告システムの特性」を引用するなどして事故の報告者への処罰を排すべきことなどを主張しています。もちろん，わが国における議論として，医師法21条の解釈と警察への通報についてなど，今後に解決すべき問題も多々指摘できます。これらについても，引き続いて委員会のみならず，多くの関係者，関係機関によって多々議論が進められていくはずです。

　事故の報告を介して改善策が周知されれば，より一層患者安全に役立つなどという一般原則については，多くの関係者の了解するところです。また，一見ヒューマンエラーのようで，実はシステムエラーであるという側面への視座も多くの医療関係者には培われているかと思われます。しかし，それらについては，より理論や道理に即した議論を展開し，最終的によりよい仕組みへと結び付けていく必要があります。翻訳した「ドラフト」ガイドラインは直訳すれば「草案」ですが，その趣旨は「草案」を参考にして「確定的なルール」を構築しなさいということです。

　以上により，委員会は本WHOドラフトガイドラインの全文を翻訳いたしました。会員のみならず，広く医療，法曹，その他の関係者らに是非ともお読みいただき，咀嚼と吟味をお願いいたします。また，当然のことながら，関係者のなかには患者の立場も含まれています。ですから一般の方々にも是非とも目を通していただくことを切望いたします。

　委員会は，引き続き多くの方々からのご意見を賜り，ご指導を仰ぎながら，先へと議論を深めていきたいと考えております。どうぞ宜しくお願い申し上げます。

平成23年9月1日

　　　　　　　　　　　　　　　　一般社団法人　日本救急医学会
　　　　　　　　　　　　　　　　診療行為関連死の死因究明等の在り方検討特別委員会委員長

　　　　　　　　　　　　　　　　　　　　　　　　　　　　有賀　徹

監訳にあたって

　本ドラフトガイドラインは，各国において，全国的な規模での「有害事象を収集し，そこから教訓を得るための制度」を設計・導入・運用する際のポイントを解説したものです。

　冒頭には，医療安全において使用されるエラー，ニアミス，インシデント，有害事象，ハザード，リスクなどの用語の定義が，わかりやすくまとめられています。これらの用語のなかでも特に，人間の特性と限界を認識したうえで「error（エラー）」という言葉の意味を正確に理解することが，安全に対して科学的にアプローチするためには非常に重要です。本書では「エラー」という言葉は，イギリスの認知心理学者であるジェームズ・リーズン博士の定義に基づいて用いられており，過失（negligence）や過誤（malpractice）といった法律用語とは区別されていることから，日本語訳においても「エラー」と表現しました。

　医療安全のため事例収集・分析・対応を行う現行の制度は「学習を目的とした報告制度」と「説明責任を目的とした報告制度」に大別されています。前者は医療の専門家団体により行われていることが多く，幅広く事例を収集して得られた教訓を基に安全なシステムを構築するための制度であり，後者は主として医療に関する監督官庁などにより実施されており，国民に対して説明責任を果たすことが目的で，当事者が懲罰や処分の対象となる場合もあります。これらの制度は目的が異なることから，1つの制度に2つの機能をもたせることは難しいと述べられています。

　医療の安全に資する制度には，当事者に対する非懲罰（non-punitive）と，患者や医療従事者の個人情報を含む報告内容について機密の保護（confidentiality）が保証され，そのためにも監督官庁や司法機関などから独立（independent）していることが必要であるとされています。さらに，事例は集めるだけにとどまらず，医療や現場を熟知した専門家により分析が行われ（expert analysis），システムに内在する根本原因を明らかにし，信頼に値する提言（credible）や人々が安全に仕事をすることのできるシステムへの改変（system-oriented）が迅速（timely）に行われること（responsive）が重要であると繰り返し強調されています。

　本ドラフトガイドラインの冒頭には，本書を中心となってまとめたアメリカ人の外科医で，医療政策の専門家でもあるルーシャン・リープ教授に対する謝辞が述べられています。リープ教授は1994年当時，米国医師会雑誌（The Journal of the American Medical Association）に「Error in Medicine（医療におけるエラー）」という論文を発表しており，医療界における時代遅れのエラー対策を批判し，航空業界における心理学や工学を含むヒューマンファクターズと呼ばれる安全への学際的なアプローチが必要であると述べています。また，1996年にアメリカで開催された学術会議の講演では，「Myth：The way to eliminate errors is to require perfect performance（神話：人のエラーをなくすための方法は，人に完璧なパフォーマンスを求めることである）」という現行の安全への取り組みに対する皮肉を込めたスライドを紹介しています。以来，10年以上経過し，エラーやシステムという言葉こそ世界中の医療従事者に広く知られるようになりましたが，ヒューマンファクターズに関連する知識や研究などはいまだ十分ではありません。

　本ドラフトガイドラインには，付録として全米科学アカデミーの医学研究所（IOM）から出版された『To Err Is Human：Building a Safer Health System（過つは人の常：安全なヘルスシ

ステムの構築)』の第3章「Why do errors happen?（なぜエラーは起こるのか）」の抜粋が掲載されています。ここには，本ドラフトガイドラインにたびたび出てくる用語である「システム」や「エラー」の定義，メカニズムなどについて，詳しい説明がなされています。リーズン博士の著書『Human Error』から引用したこれらの解説は，人間のパフォーマンスを理解するうえで大切な概念です。さらに，医療という産業が，安全という観点からはハイリスクであることについても，アメリカ人の社会学者であるチャールズ・ペロー博士が提唱した「相互関係性（線系か複雑系か）」と「連結性（疎か密か）」という2変数のマトリクスを用いて論理的に説明されています。医療は複雑系で密に連結したシステムであるため，このようなシステムの現場で働く人達にとって，危険な状況の認知や発生した問題への対処が難しいことがよくわかります。

わが国においては，また世界各国においても，1999年を医療安全元年として出発し，これまでにさまざまな安全対策の導入，ガイドラインの作成，政策提言や学術論文の発表が行われてきました。本書が国際的で科学的な知見を踏まえた医療安全を推進する際の有用な資料となり，安全なシステムの発展につながることを祈念いたします。

最後に，本ドラフトガイドラインの翻訳・出版に関わる機会を与えてくださいました日本救急医学会の診療行為関連死の死因究明等の在り方検討特別委員会に感謝申し上げます。

平成23年9月

大阪大学医学部附属病院中央クオリティマネジメント部　部長・病院教授

中島　和江

目　次

謝　辞 ……………………………………………………………………………………………… 1
緒　言 ……………………………………………………………………………………………… 3

第1章　序　説 ………………………………………………………………………………… 5
報告の目的 ………………………………………………………………………………………… 5
ドラフトガイドラインの目的 …………………………………………………………………… 5
用語の定義 ………………………………………………………………………………………… 6
なぜ個人や医療機関が有害事象やエラーを報告すべきなのか？ …………………………… 7
核となる概念 ……………………………………………………………………………………… 7
ガイドラインの構成 ……………………………………………………………………………… 8

第2章　報告システムが患者安全の向上に果たす役割 …………………………………… 9
有害事象やエラーを報告する目的 ……………………………………………………………… 9
報告から学ぶ方法 ………………………………………………………………………………… 9
説明責任 …………………………………………………………………………………………… 11

第3章　報告システムの構成 ………………………………………………………………… 13
報告システムの種類 ……………………………………………………………………………… 13
プロセス …………………………………………………………………………………………… 16
分　類 ……………………………………………………………………………………………… 19
分　析 ……………………………………………………………………………………………… 22

第4章　患者安全に関する報告システム以外の情報源 …………………………………… 26
患者安全に関する院内の情報源 ………………………………………………………………… 26
患者安全に関する院外の情報源 ………………………………………………………………… 30

第5章　各国の報告システム ………………………………………………………………… 34
患者安全に関する報告システムの種類 ………………………………………………………… 35
民間および非政府組織によって設立された組織 ……………………………………………… 40

第6章　成功する報告システムの特性 ……………………………………………………… 45

第7章　国レベルでの有害事象報告と学習を目的としたシステムに関する必要条件 … 49
目　的 ……………………………………………………………………………………………… 49
対応する能力 ……………………………………………………………………………………… 50
情報の保護に関する問題 ………………………………………………………………………… 52

第8章　WHO加盟各国への勧告 …………………………………………………………… 53

付1　医学研究所レポート『過つは人の常』からの抜粋 ……………………………………… 55
付2　報告システムを展開するためのチェックリスト ………………………………………… 71

謝　辞

『有害事象の報告・学習システムのためのWHOドラフトガイドライン』の主要な著者であるHarvard School of Public Health（ボストン，マサチューセッツ，USA）のLucian Leape教授およびMount Auburn Hospital（ケンブリッジ，マサチューセッツ，USA）またHarvard Medical School（ボストン，マサチューセッツ，USA）のDr. Susan Abookireの功績に対してWHOより深く感謝の念を申し上げます。また本書の草稿に対して建設的な論評をいただいた方々ならびに組織の代表各位にも感謝申し上げます。

自国内の報告システムについて情報提供いただいた加盟国にも感謝いたします。

本文書は，「Evidence and Information for Policy Cluster[訳注1]（政策クラスターのためのエビデンスおよび情報）」によって導かれたものであり，WHO地区事務所のスタッフおよびWHOと共同して働く世界中のパートナーから得た重要な情報を盛りこみ，WHO全体にわたる共同の努力によって作成されました。

[訳注1] 1988年にWHOが策定した9つのクラスター（プログラム群）のうちの1つ

緒 言

安全な飛行に不可欠なジェット機の「オレンジ・ワイヤ」を例として考えてみましょう[訳注2]。世界のある場所で離陸前の点検を行っている航空機の整備士が，そのワイヤがいつもの摩耗というよりはむしろ重大な不良を思わせる状態にまで擦り減っていることを発見しました。次に何が起こるでしょうか。われわれはその答えを知っているに違いありません。おそらく数日以内に，世界中の同様のジェットエンジンのほとんどが点検され，もし欠陥があればオレンジ色のワイヤは新しいものに取り替えられることでしょう。

[訳注2] オレンジ色，正確にはインターナショナルオレンジは，航空法で定められた安全確認の色コードで，重要な配線や部品にはこの色によるマーキングが施されている。

医療は航空安全テストにいつ合格するのか？

いずれは，世界のある場所で患者が被った不幸な体験が，多くの国で将来の患者に利益をもたらすような学習の情報源として伝えられていくだろうという信念が，「患者安全のための世界同盟」の背景にある展望の強力な要素です。

治療およびケアにおいて，患者に健康被害を与えることをどのようにして予防するのかを知ることは，患者安全の分野においてもっとも重要な知識です。患者安全報告システムの基本的な役割は，医療システムにおける失敗から学習することによって，患者安全を推進することにあります。われわれは，ほとんどの問題について，単にランダムで関連のない1回限りの事象が，相次いで起こったものではないことを知っています。また，医療におけるエラーは脆弱なシステムによって引き起こされるものであり，一般化することが可能で修正することができる共通の根本原因があることも知っています。各々の事象は固有のものですが，リスクの根源においておそらく共通点やパターンがあり，インシデントの報告および分析がなければ，それに気づかないまま見過ごしてしまうかもしれません。

このドラフトガイドラインは「患者安全のための世界同盟」のForward Programme 2005へ寄稿されたものです。本ガイドラインでは，患者ケアの安全性を向上させるため，各国が報告および学習のシステムを開発したり，改良したりすることを支援するという観点から，患者安全のための報告について紹介しています。結局のところ，報告そのものではなく，報告に対する行動をとることが変化につながるのです。

患者安全の問題点をみつけるために，報告システムは基本となるものです。しかしながら，報告のみでリスクや患者の健康被害に関する情報を全て完全に把握することはできません。そのため，本ガイドラインでは，医療機関や国レベルで利用可能な患者安全に関する報告以外の情報源の活用についても提案しています。

患者安全を広く普及させることの意義は，被害が回避されたことや生命が救われたことによって評価されます。効果的な患者安全に関する報告システムが，世界各国において，将来の患者のためにこのことを実現させる一助になることを「患者安全のための世界同盟」は展望しています。

Sir Liam Donaldson
Chair
World Alliance for Patient Safety

サー・ライアム・ドナルドソン
患者安全のための世界同盟議長

第1章　序　説

　医療におけるエラーを減少させることは国際的な関心事となっています。世界中の多くの国から出された疫学研究では，医療による傷害や予防可能な死亡について，受け入れがたいほどの高い比率が示されています。このような状況に対して，医療をより安全にするため，全ての加盟国による努力を活性化し促進することを目的として，国際的な規模での努力，すなわち「患者安全のための世界同盟（World Alliance for Patient Safety）」がWHOによって開始されました。

　このドラフトガイドラインは「患者安全のための世界同盟」によるForward Programme 2005へ提案されたものです[1]。ガイドラインでは有害事象の報告について紹介し，患者ケアに関する安全を向上させるための報告と学習に焦点を当てています。

報告の目的

　安全性を向上させるにあたり，患者と医療の専門家の双方にとって，もっとも不満な状況の一つに，失敗から学ぶためのシステムが明らかに欠落していることが挙げられます。多くの場合に，医療従事者や医療機関が，事故が起こったときに他の医療従事者や医療機関と情報を共有することもなければ，調査から得られた教訓を共有するわけでもありません。結果として，多くの医療現場で同じ失敗が繰り返し発生し，患者は予防可能なエラーによって被害を受け続けることになります。

　この問題の解決法の一つは報告であり，これには，病院または医療機関において医師，看護師あるいは他の医療従事者によってなされるものと，州，地域あるいは国レベルの報告システムを介して，医療機関からより広い対象に対して報告するものがあります。効果的な報告システムは，安全な医療の道標であり，病院や医療機関内における安全文化を達成するための1つの方法であると信じられています。少なくとも報告により，ハザード（危険要素）やリスク（危険性）を明らかにすることができ，またどこにシステムの欠陥があるかについて情報を提供することができます。また，報告することは，将来の患者が被害にあわないように改善する努力を定め，システムを改革させる助けとなります。

ドラフトガイドラインの目的

　このドラフトガイドラインの目的は，患者安全を向上させるために利用することができるような情報を受け取る報告システムの改良や開発を促進することにあります。本ガイドラインが対象としているのはさまざまな国であり，それぞれの国は固有の環境や目的に応じて報告を増やすために，このガイドラインの勧告を選択したり，採用したり，一部を変更して使用することができます。このガイドラインは国際的な規制ではなく，経験を蓄積しながら将来にわたって改良していくようなものです。

　このガイドラインは，報告システムについての文献レビュー，現存の国レベルの報告システムに関する各国の調査，および著者らの経験に基づいて作成されています。

報告により，エラーや傷害，患者に健康被害の発生しなかったエラー，機器の不具合，プロセスの欠陥，または他のハザード（後述の定義を参照）を把握できます。個々の報告にはある特定のインシデントや事象についての重要な情報が含まれていますが，報告システムという概念には，報告された事象から学んだ教訓についての標準化，フォーマット化，コミュニケーション，フィードバック，分析，学習，対応，そして普及に関係するプロセスやテクノロジーが含まれます。

報告は，一般的に，病院，外来診療機関，地域における医療従事者や事務職員のような，広く医療にかかわる人たちによって提出されます。報告システムによっては，患者や家族，消費者保護団体からの報告も受け取れるようになっているものもあります。

用語の定義

safety（安全）：偶発的な傷害のない状態[2]。

error（エラー）：意図したことを遂行するための実行における失敗（実行のエラー），または目的の達成のために立てた計画の失敗（計画のエラー）[3]。エラーには，行ってはいけないことを行ってしまったり，行わなければならないことをやり忘れてしまうことなどがあるが，通常は医療システムに内在する欠陥を反映している。

adverse event（有害事象）：疾病の合併症とは異なり，医療上の管理に関連する傷害[4]。医療上の管理には，診断や治療，診断や治療の誤り，医療システムや医療機器など医療に関する全ての局面を含む。有害事象には予防可能なものと，予防不可能なものがある。

preventable adverse event（予防可能な有害事象）：エラーや他の種類のシステムまたは機器の不具合に起因する有害事象[5]。

near-miss（ニアミス）または **close call**（ヒヤリハット）：有害事象を引き起こす可能性はあったが，偶然に，または阻止されたために，そうはならなかった重大なエラーや事故。潜在的な有害事象とも呼ばれる。

adverse drug event（薬剤に関する有害事象）：医薬品に関連する有害事象。

hazard（ハザード，危険要素）：安全に対する脅威，例えば安全ではない診療，行動，機器，ラベル，名称など。

system（システム）：共通の目的を達成するため互いに関係する一連の相互依存的な要素（人，プロセス，機器）。

一般的に用いられる他の用語

event（事象，または事例）：患者に対しての傷害の原因となる，あるいは健康被害のリスクにさらすような，通常の医療からの逸脱。エラー，予防可能な有害事象，ハザードが含まれる（インシデントの項も参照）。

incident（インシデント）[または **adverse incident**（有害なインシデント）]：患者に対しての傷害の原因となる，あるいは健康被害のリスクにさらすような，通常の医療からの逸脱。エラー，予防可能な有害事象，ハザードが含まれる。

potential adverse event（有害事象となる可能性のあった事例）：有害事象を引き起こす可能性はあったが，偶然に，または阻止されたため，そうはならなかった重大なエラーまたは事故

(「near-miss（ニアミス）」または「close call（ヒヤリハット）」とも呼ばれる)[6]。

latent error（潜在的なエラー）［あるいは**latent failure**（潜在的な欠陥）］：担当者のエラーを誘発するようなシステムにおける設計，組織，トレーニングやメンテナンスに内在する欠陥を意味し，これらの欠陥の影響は，通常，あとから現れる[3]。

　他にも，adverse outcomes（有害転帰），mishaps（事故），untoward or unanticipated events（不測の，もしくは予期しない事象）など多くの用語が使われています。専門用語や分類の標準化をより推進させるために，WHOでは患者安全に対する国際的な分類法の開発を行っています。現時点では，本ガイドラインにおいては，より平易な用語であるerrors（エラー），hazards（ハザード），adverse events（有害事象），incidents（インシデント）を使用します。

なぜ個人や医療機関が有害事象やエラーを報告すべきなのか？

　多くの医療機関で経験された類似のインシデント事例などについて一般化したり，分析したりすることによって得られる有用な情報を，インシデントの報告と引きかえに受け取ることができるならば，医療機関または個人はインシデントの報告による利益を得ることになります。次の事例について考えてみてください。病院の集中治療室において，酸素チューブがうっかり静脈ラインに接続され，空気塞栓が起こったとします。チューブのコネクターはよく似ており，前回の呼吸療法以降，酸素チューブは外されたままとなっていて，室内は薄暗かったことが調査によって明らかになります。病院の対応としては，全てのチューブにラベルを付けるといった新たな方針，すなわち不十分で面倒な解決方法をとることになるでしょう。

　もし，この事例そのものや分析結果が外部の機関へ報告されないとすると，この事例から得られた教訓はその病院のなかだけのものになります。問題を一般化することはできなくなり，より効果的な，一般化できる解決方法を作り出す機会も失われます。

　一方，この事例が報告され，調査から得られた知見がデータベースに入力されれば，類似の事例とともに蓄積され共通の根本原因を解明することができます。全てのチューブにラベルを貼り，確認するという標準看護手順から，全ての医療用チューブに対して非互換性のコネクターを開発するように医療機器製造業者に要求することまで，さまざまな解決方法を検討することができるでしょう。

　付1には，医療や他の業界におけるヒューマンエラーに対するシステムアプローチの概念を紹介した有名な医学研究所（Institute of Medicine）レポート『過つは人の常（To Err Is Human）』[訳注3]からの抜粋を収めています。

　　[訳注3] 米国医療の質委員会／医学研究所『人は誰でも間違える―より安全な医療システムを目指して』（日本評論社）として翻訳されている。

核となる概念

　ガイドラインの根底にある，中心となる原則は以下の4つです。
- 患者安全のための報告システムの基本的な役割は，医療システムの欠陥から学習することによって患者安全を増進することにあります。
- 報告においては安全が確保されていなければなりません。インシデントを報告した個人が処罰されたり，報告により不利益を被ったりしてはいけません。

- 建設的な対応がなされてはじめて，報告することに価値が生まれます。少なくとも，この対応にはデータ分析から得られた知見をフィードバックすることが含まれます。医療のプロセスやシステムについて改善策が提唱されることが理想です。
- 有意義な分析，学習，教訓の普及には，専門家の助言，および他の人的資源や財源が必要となります。報告を受ける機関は，情報を普及し，改善策の提言を作成し，解決策を広める能力がなければなりません。

ガイドラインの構成

第2章では，患者安全の推進における報告の役割と目的，および報告を安全強化に資するための方法を記述しています。

第3章では，患者安全報告システムの本質的な要素について解説しています。そして同時に，システムの形式，報告のプロセス（何を，誰が，どのように報告するのか），報告の分析，対応と普及，結果の応用なども考察しています。

第4章では，安全に関する報告以外の他の情報源について検討しています。報告は安全に関する情報を得るための1つの方法ですが，必ずしも最善とは限りません。他の有用なデータの情報源について簡潔に記述しています。

第5章では，現行の国レベルの報告システムをいくつか紹介しています。すなわち政府後援の報告システムや非政府機関や団体によって運営されているものの両方が含まれています。加盟している国によってこれらの問題の取り扱いについて大きな幅があることを紹介しています。

第6章では，うまく機能している報告システムの特徴について記述しています。医療分野における実績は十分ではありませんが，成功している既存のシステムには目的，構造および運用について，広く適用できる共通の特徴があります。

第7章では，国レベルの有害事象報告システムにとって必要な条件について概要を述べています。そこには報告を収集するための方法（メカニズム），調査を実行するための能力，必要とされる専門家の助言，技術的な基盤，得られた所見を普及するための能力などが含まれます。

第8章ではWHO加盟各国への推奨項目を述べて話を結んでいます。

References

1) World Alliance for Patient Safety *Forward Programme 2005*. Geneva, World Health Organization, 2004.
2) Kohn LT, CorriganJM, Donaldson MS, eds. *To err is human : Building a safer health system*. Washington, DC, National Academy Press, 1999.
3) Reason J. *Human Error*. Cambridge, Cambridge University Press, 1990.
4) Hiatt H et al. A study of medical injury and medical malpractice：An overview. *New England Journal of Medicine*, 1989, 321(7)：480-484.
5) Leape LL et al. Preventing medical injury. *Quality Review Bulletin*. 1993, 19：144-149.
6) Bates DW, Leape LL, Petrycki S. Incidence and preventability of adverse drug events in hospitalized adults. *Journal of General Internal Medicine*. 1993, 8：289-294.

第2章　報告システムが患者安全の向上に果たす役割

重要なメッセージ
- 患者安全のための報告システムの主要な目的は，過去の経験から学ぶということです。
- 報告システムのために費やされた労力に報い，さらに報告が増加するように，目に見える形で有用なフィードバックがなされなければなりません。
- 報告システムのもっとも重要な役割は，データ解析や調査の結果を活用し，問題のある医療システムの変更に向けた提案を行い，それを広めていくことです。

有害事象やエラーを報告する目的

　患者安全のための報告システムの主要な目的は，過去の経験から学ぶということにあります。強調すべきことは，報告そのものには，患者安全を改善させる効果はないということです。改善を導くのは，報告に対して対策を取るという行動です。医療機関内で，重要な有害事象やいわゆる「ニアミス」事象について報告することは，背景にあるシステムの不備を明らかにする詳細な調査のきっかけとなり，再発を防ぐという目的のためにシステムを変革していくという努力につながっていきます。

　州や国レベルの報告システムにおいては，なされた報告が安全向上に役立つよう，有識者がそれらの報告を分析し，得られた教訓を広めていくことが必要となります。データを集めるだけでは，患者安全の向上のためにほとんど役に立ちません。また，有害事象発生報告の動向をモニターするだけでも，有識者による慎重なデータ分析と報告データの管理が必要です。

　重要なことは，この報告システムのために費やされた労力に報い，そのことによって個人や医療関係機関からの報告が増えるように，報告を受ける側は目に見える形で有用なフィードバックを行うことです。このフィードバックのシステムが，報告を受けるシステム以上に重要です。

報告から学ぶ方法

　報告から学び，患者安全を向上させるための方法はいくつかあります。まず，このシステムによって，例えば新薬の副作用などの重要な新しい医療上の危険情報について注意を喚起することができます。次に，重大事象の調査により医療機関が得た教訓を広めることもできます。3つ目には，報告を受けた機関が多くの報告を分析することによって，今までわかっていなかった，注意を払うべき傾向やハザード（危険要素）が明らかになることもあります。最後に，複数の報告を分析することにより，潜在するシステムの不備が明らかになり，全ての医療機関が従うべき「最善のやり方（ベストプラクティス）」を推奨することができます。

注意喚起

たとえ報告数が少なくても，専門的知識を有する分析者が重要な新しい危険因子を認識すると，注意喚起（警告）を促すのに十分なデータが得られることがあります。この機能のよい例としては，医薬品安全使用研究所（Institute for Safe Medication Practices；ISMP）が2週間ごとに出している「医薬品安全警告(Medication Alert)」

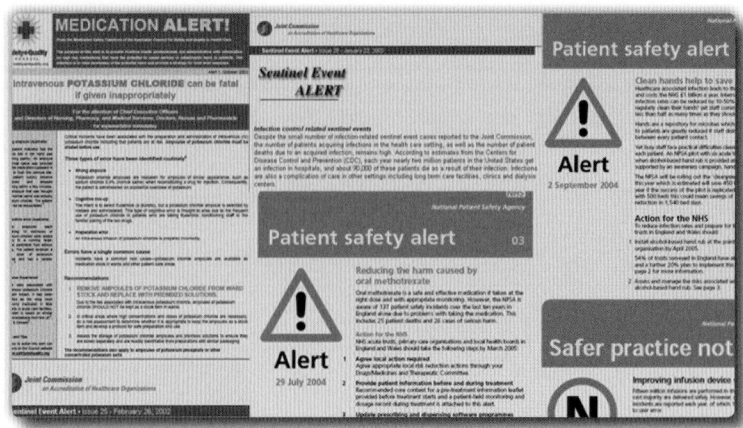

という一連の警告があります。このシステムは，高濃度塩化カリウムは誤って静脈注射することにより患者が死亡する危険が大きいため，患者を診療する部門からそれらを撤去すべきであるということを最初に勧告したシステムの1つでした。

重大な事象の調査

患者安全を目指す医療機関においては，重大な（特に，機能障害を生じたり，生命のリスクがあるような）事象が起これば，その背景にある原因や関連因子について調査が開始されます。理想的には全ての医療機関が，このような重大な事象に関して調査を行うことが望ましいのですが，他にも外部機関（例えば健康に関する省庁など）が独立して調査を行うこともあります。このような調査がうまくいけば，重大な有害事象に関する系統的な分析が行われ，その事象の原因となる因子に対しての理解が深まり，取り得る解決策まで明らかになることもあります。そして，このようにして得られた情報は他の機関にも共有されることになります。例えば手術部位の取り違えなど，どこでも起こり得る危険に関する解決策は，重大な事象に対するこのような調査から生み出されてきました。

大規模データの分析

何千もの報告データを詳細に分析することによっても，安全に対するハザードを明らかにすることができます[1]。オーストラリア・インシデント・レポートシステム（Australian Incident Monitoring System；AIMS）の分類システムでは，有害事象に関する情報が，臨床上よく使われるカテゴリーに分類するという標準的な方法でデータベースに入力されています。分析者は，自然な質問項目に従って入力された情報を基にして，それぞれの事象の詳細な経過や関係因子を検討する過程を経て，事象のタイプや危険因子，寄与因子などの相互の関係を調査することができます。統計学的な相関関係を調べることにより，相互因子間の有意な関係を知ることができ，医療システム全体について有用な知見が明らかになることもあります。

アメリカでは米国薬局方（United States Pharmacopeia；USP）によるMedMARx[SM]と呼ばれるシステムが，そのシステムに参加している医療機関からの医薬品投与におけるエラーや薬剤に関する有害事象などの何千もの報告を，機密を保持した形で受けています。こうして得られたデータは分類され，改善すべきターゲットを明らかにし，かつ改善の進捗状況をモニターすることを目的として，各医療機関にデータベース全体から見たベンチマークや当該医療機関の過去の

情報とともにフィードバックされることになります。

システムの分析と推奨案の作成

　大規模な報告システムのもっとも重要な機能は，調査やデータ分析の結果を利用してシステムの変革を促すための提案を行い，それを広めていくことです。米国医療機能評価機構（Joint Commission on Accreditation of Healthcare Organizations；JCAHO）は，センチネルイベント（要監視事例または警鐘事例）モニタリングシステムに報告された，比較的報告件数の少ないインシデントに対して徹底的な調査を行い，この機能を果たしてきました。アメリカでは同様に，いくつかの州において得られたデータから安全に関する推奨が行われています。

　教訓を安全の向上に活かすことを目的としたシステムの一例として，イギリス（イングランドとウェールズ）の国家患者安全局（National Patient Safety Agency；NPSA）により開発された，比較的新しい国立報告・学習システム（National Reporting and Learning System；NRLS）があります。集められた報告は，有識者の臨床的な知識を加えて分析され，その結果，それらの頻度，種類，発生様式，最近の傾向，原因となる因子などを理解することができるようになっています。NPSAは医療にかかわる全ての人々を巻き込んで「解決」プログラムも提供しています。最近の活動内容としては，輸液ポンプに関係するエラーを減少させるものや，メソトレキサートの投与量の変更に関するもの，手指衛生に関するキャンペーンなどがあります。

説明責任

　アメリカの医療に関係する州省庁への報告システムのように，もともとは医療機関に対して安全な医療の確保について説明責任を課すことを目的として作られた報告システムもあります。このような説明責任を求めるシステムは，医療機関が安全な医療を確実に行うために適切な予防手段を講じるよう，目を光らせる根本的な責任が政府にあるという考えに基づいています[2]。間違った側の脚を切断するような，重大でおそらくは避けることができるであろう傷害が起こるということは，その病院のエラー予防機構に欠陥があるということを示しています[3]。行政が目を光らせているということが，人々の信頼の維持に役立ちます。

　説明責任を目的とした報告システムでは，医療機関に対して重大な医療事故の報告を義務づけ，不安全な医療が続けば不利益（召喚，罰則や制裁）を与えることによって，その責任を求めます[4]。このシステムの下での報告でも，その教訓が広く共有されるのであれば経験から学ぶことにつながります[2]。しかし，政府機関に十分な人的・物的資源がなく，報告を調査・分析したり，結果を広く周知させたりすることができなければ，経験から学ぶ機会は失われてしまいます。加えて，制裁を恐れて，医療機関が事象を報告しないようにする可能性もあります。

　ほとんどの報告には何の対応も講じられず，事故の調査から得られた教訓が共有されることも少ないため，医療機関はこのようなシステムの下で報告を行うということについて，リスクばかりで利益にならないと考えることも多いようです[5]。結果として，典型的な説明責任を目的とした報告システムには，比較的少ない報告しか集まらないということになります。報告の分析やフィードバックについてより多くの人的・物的資源が割り当てられ，罰則を減らすような方向に動かなければ，この状況は変わらないと思われます。

References

1) Runciman WB. Lessons from the Australian Patient Safety Foundation : Setting up a national patient safety surveillance system - is this the right model ? *Quality and Safety in Health Care*, 2002, 11 : 246-251.
2) Kohn L, Corrigan JM, Donaldson MS. *To err is human : Building a safer health system*. Washington, DC, National Academy Press, 1999.
3) *Serious reportable events in patient safety : A National Quality Forum Consensus Report*. Washington, DC, National Quality Forum, 2002.
4) Flowers L, Riley T. *State-based mandatory reporting of medical errors. An analysis of the legal and policy issues*. Portland, ME, National Academy for State Health Policy, 2001.
5) Rosenthal J, Booth M, Flowers L, Riley T. *Current State Programs Addressing Medical Errors : An Analysis of Mandatory Reporting and Other Initiatives*. Portland ME, National Academy for State Health Policy, 2001.

第3章　報告システムの構成

> **重要なメッセージ**
> - 現在の報告システムには，学習を目的としたものから，説明責任を目的としたものまであります。
> - 報告システムの主要な目的により，例えば報告を自発的で機密が保護されるものにするかなどで，その枠組みが決まります。
> - 報告システムでは，誰が，何を，どのように報告するかについて明確にする必要があります。
> - インシデント報告は，集積されたデータが分析されて，勧告がなされなければ意味がありません。
> - 報告されたインシデントの分析には，統計的手法，診療上の懸案事項，臨床的意義，システムの問題，予防的手法を理解している専門家の存在が必須です。
> - 分類や簡単な分析に関する計画は，データを分類し，一般化した解決方法を開発するプロセスの第一歩です。

報告システムの種類

　現行の報告システムは，その目的が広範囲にわたっています。一方の例として学習やシステム再構築に寄与することに焦点を絞った報告システムがあります。その対極には主として国民への説明責任を果たさせるために外部の監督機関や法的機関によって開発されたシステムがあります。後者のシステムとして典型的なものは，容認できないようなレベルの医療を行っている医療機関を特定し，是正させたり処分したりするためのものです。

　いずれにせよ，実際のところ，報告システムには複数の目的があります。1つのシステムによって説明責任システムと学習システムとを両立させることは可能ですが，報告システムのほとんどがどちらか一方のみに焦点を当てています。これらの目的は必ずしも両立しないわけではありませんが，報告システムがまず目標とするところは，例えば，報告について自発的にするか，強制的にするか，あるいは完全に機密が保護されるのか，公的機関や監督機関に報告するかなどがあり，それらによって枠組みが決まることになります。

学習を目的とした報告システム

　学習を目的とした報告システムでは，通常は自発的な報告であり，報告事例は，強制的な報告システムで求められるようなあらかじめ定められた事象よりも，幅広い事象を対象としています。したがって，学習を目的とするシステムは，最低限の医療水準を保障させるものではなく，医療の提供における継続的な向上を促すものであり，まず問題を特定し，診療のばらつきを減じ，ベストプラクティスの共有を促進し，システム全体にわたる改善を活性化するものです。潜

在する原因に対して専門家によって注意深く分析を進めパフォーマンスを改善し，エラーや傷害を減じるようなシステムの再構築のための勧告がなされます。

例えば，オーストラリアでは200以上の医療機関や保健事業などにおいて，オーストラリア患者安全基金（Australian Patient Safety Foundation；APSF）が後援するオーストラリア・インシデント・レポートシステム（AIMS）に自発的なインシデント報告をしています。AIMSはヘルスケアインシデント分類（Healthcare Incident Types；HIT）を使用していますが，それによってインシデントの一般的な類型，要因，転帰，対応および結末に関して，報告者から詳細な情報を得ています。

日本医療機能評価機構では，医療機関から自発的に報告される有害事象，特に根本原因分析（root cause analysis；RCA）のなされた警鐘事例を収集しています。また，東海大学の研究チームは医療機関に対し，自発的に有害事象を蓄積するように依頼し，これらを集積し結果を周知しています。2003年，厚生労働省医療安全委員会は国レベルの報告システム構築について勧告しました。

イギリス（イングランドとウェールズ）の国立報告・学習システム（National Reporting and Learning System；NRLS）は，また別な形の学習システムの例と言えます。NRLSは地域の医療機関から患者安全に関するインシデントの報告を受ける仕組みとなっています。

以上のシステムの詳細は第5章を参照してください。

説明責任を目的とした報告システム

説明責任を目的とした報告システムは，通常は強制的で報告対象は限定的であり，予期せぬ死亡，輸血反応，誤った部位への外科手術など重篤な事象（いわゆるセンチネルイベント）と呼ばれるリストに限定されています。説明責任を目的としたシステムの典型的なものは事象の調査とシステム分析（根本原因分析）を求めることによって，速やかな改善を促すものです。多くはありませんが，ほとんどの監督機関は，報告された事象の一部分を検証する程の人的・物的資源しか有しておらず，事象から学習を可能にするような能力も限られています。スロベニアではセンチネルイベントの簡単な説明は48時間以内に保健省に届けなければならず，45日後までに満足できる分析と是正措置を提出しなければならず，そうでなければ保健省により追跡協議がなされます。チェコ共和国においても第三者機関による認定基準から定められた報告義務があります。

オランダでは2段階方式になっています。保健調査局は標準から逸脱した行為についての監督機関として，死亡や永続的障害を残した有害事象を病院に強制的に報告させています。その他の有害事象に関しての報告は任意となっています。有害事象を集積するシステムとして，罰則規定のない統一的な報告システムを国レベルで構築することへの関心が高まっています。

アメリカの多くの州では，通常は回避できるはずの重篤な事象を病院や医療従事者に報告させるシステムをもっています（第6章参照）。

多くの説明責任を目的とした報告システムは，医療機関に対して重大な事故（mishaps）が発生したときに報告の責任を課すのみではなく，安全でない医療に対して召喚，罰則，あるいは制裁などを行っています。したがって，説明責任を目的としたシステムの効果がどれほどあるかは，医療機関に重大な有害事象の報告を促して十分な調査ができるかどうかという担当機関の資質にかかっています。

説明責任を目的とした報告システムは，監督機関により調査が行われ，かつ全ての医療従事者

に教訓が周知されるのであれば,学習システムとしても機能します(また,そうなるべきでしょう)。例えばデンマーク・ヘルスケアシステム(Danish Health Care System;DHCS)は最近,有害事象を報告させる患者安全法(Act on Patient Safety)を成立させ,質の改善を行うために情報を医療従事者で共有し,蓄積していくことができるようにしました。

機密の保持と情報公開

報告の機密が保たれ,エラーについての情報が広まる危惧がないと報告者が感じるときに,学習システムはもっともうまく機能することが経験的に知られています。現実問題として,学習システムは機密が守られているときに初めて,捉えにくいシステムの問題や関係する多数の因子が明らかにされると実感する人もいるでしょう。実務的な観点からも,医療機関が機密を保持することにより報告が推進されると多くの人が考えています[1)2)]。

しかしながら,調査の間に明らかになった重大な有害事象の情報に対して,市民の知る権利から情報公開を要求している市民団体もいくつかあります。病院関係者にこのような情報公開を課すべきであるとアメリカ人の62〜73%が思っていることがアメリカの調査で明らかになっています[3)4)]。しかし,一方でアメリカでは3つの州を除いて,機密保持に関する州法が制定されています[5)]。

内部報告

病院や医療機関団体から監督官庁やその他の国内の機関への報告は,通常,それぞれの医療施設内での報告が出発点です。そのような報告は,単に州法で義務づけられているからなされるという側面がある一方で,患者安全を重視する医療機関では,単なる外部への報告以上に多くのことを得ることができます。

学習のための内部報告システムの目的としては,まず,エラーやハザードを特定し,さらに背景にあるシステムエラーの調査を通してシステムを再構築し,患者への傷害の生じる可能性を減じることが挙げられます。ここで重要な概念であり,エラーの報告に対して罰することをしないという核心となる考えは,有害事象やエラーは,欠陥のあるシステムの一症状であって,欠陥そのものではないということです。報告は,後方視的(有害事象やエラー)であれ,前方視的(危険要因や将来起こり得るエラー)であれ,システムの欠陥を調査,分析することの糸口になり,そしてこれがうまく行われればシステムの本質的な改善につながります。報告することはこの種の情報を得る1つの方法ですが,決して唯一の方法ではありません(第4章参照)。

理想的には,内部報告システムは,外部報告機関へ提出する必要のある事象を特定し,分析することによって,外部報告システムと連携するべきです。逆に言えば,外部報告システムが内部報告システムの延長線上にあれば,もっとも効果的であると言えるでしょう。

プロセス

報告すべき事項

報告の種類

　報告システムには，制限を設けないで，広く医療に関する有害事象やヒヤリハット（close call）を把握しようとするものや，特定の事象を対象にして，例えば医薬品投与におけるエラーやあらかじめ定めた重大な傷害に焦点を絞るものがあります。一般的に，対象事例を絞った報告システムでは，新たに脆弱な領域を探ることより，むしろ，医療行為の対象とする特定の領域への理解を深めることについてより有用です。このガイドラインは有害事象や医療におけるエラーに関する報告システムに焦点を合わせていますが，一方，他の医療関連報告システムでは，例えば医療機器，抗生物質耐性菌の出現などの疫学的情報，医薬品市販後調査，輸血などの特定の分野に焦点を当てています。

　報告フォーマットや報告プロセスは，書式や記入項目があらかじめ決められたものから自由記載までさまざまです。報告手法としては，郵送，電話，電子媒体，あるいはウェブ登録などさまざまです。

事象の種類

adverse events（有害事象）

　有害事象とは，疾病の合併症とは異なり，医療上の管理に関連する傷害のことです[6]。偶発事象，予期せぬ事態，インシデント，アクシデントと呼ばれることもあります。アクシデントは防ぎようがなかったというニュアンスを含むので，多くの専門家がアクシデントという言葉を使用しないように注意をしています。

　有害事象の全てがエラーによるものでは必ずしもありません。例えば，薬剤に関する有害事象の一つである「薬剤の副作用」は，WHOの定義によると薬剤が指示通りに常用量投与された場合に生じた合併症と定義されています[7]。したがって，薬剤の副作用は，エラーによって引き起こされたのではない薬剤に関する有害事象です。

　多くの有害事象は作為，不作為を問わずエラーに原因があり，実際のところ，医療システムの欠陥を反映しています[8]。回避できる有害事象だけの報告システムもあれば，エラーの有無にかかわらず報告をさせるシステムもあります。エラーではなく有害事象を報告させる場合の利点は，不幸な事象が起こった場合に，通常，その事態はすでに明らかであり，実際に発生した事象に注意が払われるという点にあります。

error（エラー）

　エラーとは，意図したことを遂行するための実行における失敗（実行のエラー），または目的の達成のために立てた計画の失敗（計画のエラー）と定義されています[9]。実際の傷害の有無にかかわらず，エラーの報告は医療機関内でなされますが，全てのエラーに報告が要求されると，その数は膨大となります。そのため，例えば，「重大な」エラーや，傷害をきたす可能性があったエラー（いわゆるニアミスやヒヤリハット）のような一定の報告基準が設けられることが一般的です。一方，報告システムにおけるそのような基準の作成は困難でもあります。したがって，多くのエラーの報告システムの実態は，エラーによって発生した有害事象の発生報告になってし

まいます。

near-miss（ニアミス），close call（ヒヤリハット）

　ニアミス，ヒヤリハットとは，有害事象を引き起こす可能性があったが，偶然に，または阻止されたためにそうはならなかった重大なエラーや事故（mishap）と定義されます。ニアミスを引き起こすような潜在的なシステムの欠陥は，実際の有害事象を起こすシステムの欠陥と同じであると（証明されてはいないものの）仮定されています。したがって，その原因を突き止めることが，患者安全を向上させるようなシステムの設計変更につながります。

　ニアミスの報告システムが優れている点は，報告者が非難されたり訴訟に巻き込まれたりしないことです。反対に，報告者は患者に傷害が及ぶことを未然に防いだということで称賛に値します。ニアミス報告にはこのような前向きな視点があるために，いまだ罰則文化の根強い医療機関や医療施設内における内部報告システムとして，推奨されてきました。学習システムを熱望する病院はどこもみな，今後はニアミスの報告システムを導入することでしょう。

hazards（ハザード）と unsafe conditions（不安全状態）

　ハザードについて報告すること，言い換えると「起こり得るアクシデント（事故）」について報告することは，傷害事例から学ぶということを必要としないで，患者へ傷害が及ぶことを防ぐもう1つの方法です。もし，医療が他の産業と同様に安全管理がなされていれば，有害事象になる可能性のあるハザードに関する報告は（実際にエラーが発生しているニアミスとは対照的なものではありますが），実際に起こった事象の報告より数が多いはずです。投薬に関連する事象を扱う大きなシステムのなかで，医薬品安全使用研究所（ISMP）システムでは，医療品に関連するハザード（似た包装，似た名称など）を把握することをもっとも効果的に行っていて，想定されるエラーが起こる前に修正を要請しています。

　医療機関内では，ハザード報告によって不安全な状態に関する注意喚起がなされます。医療提供者は，自らシステムの欠陥を観察したり，使用者として経験したことに基づき，起こりそうな事故を想像することができます。適切な分析をすれば，これらのハザードに関する情報はシステム設計を変更するために有益なものとなり得ます。

誰が報告するのか

　報告システムでは「誰が報告するか」について定めていなければなりません。例えば，アメリカにおける州保健局システムや米国医療機能評価機構（JCAHO）などの説明責任を目的とした報告システムにおいては，報告は医療機関によってなされます。多くの報告システムでは医療従事者（医師や看護師）からも報告を求め，受け付けています。いくつかの州では医療従事者に報告することを課しています。患者，家族，または消費者団体が報告してもよいとしている報告システムも存在しています。後者のシステムでは，事象が起こったことを単に知らせるものです。一般に，学習を目的とした報告システムでは医療従事者や医療機関からの報告を求めています。医薬品の投与や集中治療に関するエラーなどといった特定の領域に絞った報告システムでは，薬剤師や集中治療の専門家からの報告を求めますが，一方で，広範な領域を扱うシステムでは医療機関や医療従事者を対象としており，通常は誰からでも報告を受け付けます。

　今まで意義ある形で十分に利用されていなかった報告の情報源として，医療上のエラーを経験

した患者や家族からのものがあります。患者は，他の患者に将来同じようなことが起こらないような対策が講じられることを望んで，報告をします。報告はそのようなプロセスの糸口になります。患者からの報告は，患者にしか明らかにできない問題について報告し，医療機関が自分たちの安全対策の欠陥がどこにあるかを理解し，根本原因を特定し，傷害を軽減させることができるように手助けをします。また，退院して初めて明らかになる傷害については患者でなければ把握することができません。一連の治療やケアに関する医療機関の間での引き継ぎや連携における問題については，医療提供者より患者のほうが見い出しやすい立場にあるようにも思われます。

どのように報告するのか

報告提出方法：電子メール，ファックス，インターネット，郵便，電話

報告提出方法は地域のインフラ整備と技術に左右されます。すなわち，文書として報告センターへ単に郵送する方法から，高度な中央のデータベースに集約されるウェブ登録システムまでさまざまです。郵便，ファックス，そして電話はどこでも利用可能なので広く使用されています。電子メールやインターネットを介するなら，能率のよい報告が可能となります。このような方法を使用する報告者にとって，これらの方法はきわめて早く，簡単です（インフラ整備にコストがかかるでしょうが）。電子メールやインターネットを使用する報告システムでは，報告者に対して技術的な支援もできなくてはなりません。

構造化された書式か自由記載か

報告には，高度に構造化されて特定の情報を要求するものと，事象分析のために事象の記述を求めるものとがあります。データセットが分析用にどの程度作り込まれているかは，報告されるデータにあった標準化の程度によっておおむね決まります。一般に受け入れられているデータ項目に基づいた事象は，例えば，薬剤の間違い，投与量の間違い，投与間隔の間違いなどの医薬品投与におけるエラー分類のように，標準化された報告様式で比較的容易に書き込むことができます。

高度に構造化された報告システムでは，報告者は，報告過程でいくつかの決められた項目のなかから該当項目を選択します。このような入力法を用いると，分析を目的として作られたデータセットに必要な事項が入力されることになります。オーストラリア患者安全基金（APSF）のインシデント・マネジメントシステム（Advanced Incident Management System；AIMS）は，非常に高機能でカスタマイズ可能なデータ入力様式を提供しており，構造化され一貫性のある一連の質問と選択肢を呈示することにより，報告者の入力を支援しています。

しかしながら，患者安全に関する学習を促進するために入力すべき情報は，その多くが明確に定義づけられたデータ項目となっていないため，専門家のほとんどは内容を伝えるために文章での記載を求めることが重要だと考えています。記述による報告は，エラーを起こすに至った状況を調査し理解するために必要な詳細な背景や一連の流れを把握することに役立ちます。実際，記述的な報告によってこそ，インシデントを引き起こした背景となるシステムの欠陥の特性について意味ある洞察が得られると考えている人もいます（リチャード・クック，私信）。

ほとんどの報告フォームには少なくとも何らかの記述スペースがあり，例えば，米国食品医薬品局（Food Drug Administration；FDA）のMedWatchプログラムにおける様式では，検査データや患者の状態のような医学関連情報についての自由記載欄があります。

必要とされる分析の性質上，自由記載を求めるシステムにおいてはデータ分析とその解釈のためにあらたな人材資源が必要となります。一方，標準化された書式，決められた分野，およびあらかじめ定められた選択肢を用いて報告するシステムでは，すばやく入力でき，分類も容易で，集積された分析も低コストで可能となります。

もう1つ考慮すべき点は，報告することが報告者に与える影響という側面です。報告者に彼らが経験した物語を語る機会を与えることは，彼らの観察を重んじていることを示唆することになります。報告後にとられる対応は十分に考察が加えられ，かつ罰せられるものではないということについて報告者が信頼を寄せることができるなら，報告プロセスを通じて報告者の患者安全への意識と報告することの責任感とを高めることができます。

分　類

事象を報告することそのものは，データが分析されない限りほとんど価値がありません。報告システムの目的がどのようであるかにかかわらず——つまりその目的が，それ以前には思いもよらなかった新たなハザードを特定したり，何らかの傾向をみつけ出したり，改善しなければらならない領域の順位をつけ，共通する要因を明らかにしたり，有害事象や患者への不利益を減じる戦略を構築したりすることのいずれであれ——データが分析されず，変革のための勧告もなされない限り，報告という行動もデータの集積もその目的を達成することができません。事象の分類は分析の第一歩なのです。

なぜ，分類するのか

酸素チューブを誤って静脈ラインにつなげて空気塞栓を招いた，第1章で紹介した症例を思い出してください。このインシデントの報告後，報告システムでの分類では特別な出来事からどこでも起こり得る出来事に移りました。つまりこの特別な例が「チューブ取り違え」の例として一般化されたのです。文書に記載された報告内容がどのくらい詳細に記載されているかにもよりますが，似たような症例を集積することによって，看護手順の変更から医療機器製造業者に全ての医療用チューブとそれに接続する器具との間に非互換性を求める対策に至るまでさまざまな解決法が生まれてきます。すなわち，分類することは物事を普遍化させて解決の方法を構築するための第一歩です。

分類システム（タキソノミー）

たくさんのまったく異なったシステムが患者安全のための事象分類に使用されています。そのような分類は「タキソノミー（分類法）」とも呼ばれています。分類法の違いが大きいために，しばしばシステム間でデータの共有ができないことがあります。さらに，どのシステムについても，用いられる分類と分析方法が患者安全の有意な向上に結びついていることを示す研究という観点からは，そのシステムがそのようであると実証されているものはありません。そのため，WHO患者安全のための世界同盟は，Forward Programme 2005のなかで，国際的に合意できる事象の分類方法の構築についても，活動分野に含めることとしました。

これまで事象を分類するために使われてきた要素には以下の項目があります。それらはエラー

の種類（投与量の間違い，誤診など），患者転帰（傷害の程度，傷害なしから死亡まで），場所，関係した職員，製品や機器の不具合，直接的（明白）な原因（例えば，患者誤認），潜在する原因（知識，情報，技術の不足など），背景となる因子（組織に関する要因，環境要因など），診療プロセスの段階（指示，実施，検査結果への対応），エラー発生のメカニズム（知識によるもの，ルールによるもの，技量によるもの）などです。このようなタキソノミーは，しばしば起こった事象による分類，リスクの種類による分類，原因による分類の3つの大きな類型に分けられます。

有害事象のタキソノミーの一つとして，「投与量の間違い」や「患者誤認」に起因する医薬品投与におけるエラーが，どのくらいあるかというような事象による分類があります。事象によって体系的に分類する方法は，例えば，医薬品投与におけるエラー，透析に関する事象，あるいは不適合輸血のような個別の領域を類型化するときにきわめて有用です。

いくつかの報告システムは，対策を講じるべき事象に優先順位を付けたり，さらなる詳細な調査が必要かどうかを決定したりするためにリスク評価をするための分類法を用いています。米国薬局方（USP）では医薬品投与のリスクに9段階のランク付けを行っています。退役軍人健康管理局（Veterans Health Administration；VHA）は，「安全評価コード（Safety Assessment Code；SAC）」と呼ばれるマトリクス表で規定される特別なスケールと定義に基づいて，予想される重症度と事象の発生確率との両方に順位付けをする評価システムを採用しています[10]。右の表を参考にしてください。

オーストラリア患者安全基金（APSF）も予想される発生の可能性と重症度とをマトリクス表にすることによりリスクの程度を評価する明確な基準を使用しています[11]。米国医療研究品質機構（United States Agency for Healthcare Research and Quality；AHRQ）は，このようなリスクを評価するスケールを，医学研究所の患者安全のためのデータ標準化委員会（Institute of Medicine's Committee on Data Standards for Patient Safety）と共同で開発しているAHRQ患者安全ネットワーク報告システム（Patient Safety Network reporting system）に導入するべきであると指摘しています。

原因に焦点を当てた分類システムのもっとも初期のものとしては，オランダのアイントホーフェン工科大学で開発されたアイントホーフェン分類モデルがあります。今でもこのシステムは化学工場など危険度の高い産業で使用されています。最近は人的，組織的，技術的要因という原

表：安全評価コード（Safety Assessment Code；SAC）表

		重症度			
		致死的	重症	中等症	軽症
発生頻度	しばしば	16	12	8	4
	時々	12	9	6	3
	まれに	8	6	4	2
	ごくまれに	4	3	2	1

出典：Veterans Health Administration National Center of Patient Safety（退役軍人健康管理局国立患者安全センター），アメリカ

則に基づいて要因を同定する手法として，退役軍人健康管理局（VHA）の根本原因分析（RCA）にとり入れられています。

原因指向のもう1つの分析システムが，オーストラリア患者安全基金（APSF）によって開発されたオーストラリア・インシデント・レポートシステム（AIMS）です。この分類システムでは，インシデントや有害事象を表現するための用語について100万個以上の順列が備わっています。このシステムを用いると，利用者は，分類システムを構成する項目間の関連を定義付けしている詳細なデータセットへとインシデントを分解することができます。

関連したシステムに，寄与因子による分類があります。それはイギリスのロンドン大学（University College in London）の臨床リスク部門で使用されているような，包括的なシステム分析により，患者，医療従事者，医療チーム，タスク，労働環境，組織や他の要因などを明らかにするものです[12]。

分類システムのデザイン

分類システムのデザインを考えるとき，少なくとも3つの鍵となる要素があります。

- 報告システムの目的：成果として何を期待するか。分析によって望ましい結果を得られるようにするにはどのような分類法がそれに資するか。
- 利用可能なデータの種類：事象の調査と分析を行うことが報告者に期待されているか。もしそうでなければ，彼らは背景をなすシステムの原因に関する有益な情報を提供することができないでしょうし，有害事象について分類することもできません。
- 必要とされるリソース：詳細かつ精緻な分類システムになればなるほど，より専門的知識が要求され，維持するための費用もかさみます。

WHOの委託により米国医療機能評価機構（JCAHO）が作成した報告書によれば，理想的な分類の仕組みとして以下の項目が挙げられています[13]。

- 医療の行われる場を問わず幅広く多様な患者安全に関する問題や懸念事項を網羅していること。
- 患者安全に関して優先度の高い，医療システム全体にとって重要な要素について特定できること。
- 医療マネジメントの何が，どこが，どのように悪いのか，インシデントがなぜ起こったのか，予防，是正するための戦略にはどのようなものがあり，効果的な改善ができるのかということに関する情報を分類できること。
- 有害事象に結びつくようなエラーやシステム上の欠陥と，それらに寄与する要素との相互関係について，有意義で包括的な説明ができること。
- 有害事象やニアミスについて公衆衛生的なレベルでモニター，報告，調査することができ，また集積されたデータをまとめ，追跡できること。

分類法や分析開発支援ツールに求められる資源は多大なので，そのような分類・解析に関する方法論の開発は，個々の医療機関単位ではなく，国家や国際的機関にゆだねるほうがよいと考えられます。

分類の役割

　分類は報告システムが機能する上で基盤となります。もし，主な目的が米国薬局方（USP）によるMedMARx^{SM}のシステムのように，さまざまな種類の有害事象の頻度に関するデータを示すのであれば，報告システムの目的を果たすことができるように分類をし，事象の頻度を明らかにし，必要とされる全ての情報をフィードバックすることになります。

　より一般的に言うなら，分類はより複雑な分析への第一歩になります。分類法の種類や複雑さと，可能な分析レベルとの間には直接的な関連性があります。すなわち，どのように分析するかという計画が分類の構成を決定することになるわけで，決して逆ではありません。

分　析

ハザードの同定

　少なくとも報告システムは，新しい，予期しないハザード，例えば，医薬品や医療機器の使用に関連した合併症で，過去に認識されていないようなものを同定することができなくてはなりません。簡単な方法は入力された報告を人が直接評価することです。例えば，ある特定の型の輸液ポンプでフリーフロー（点滴全開）防止ができていないという報告例がたとえ少数であったとしても，報告の受け手にとっては，その問題を認識し，医療提供者ら関係者に警告し，ポンプのメーカーに直接連絡を取るためにはそれで十分です。

　このように分析をするために，知識のある専門家が報告を検討する必要はありますが，報告そのものが，報告する機関による詳細な調査に基づいている必要はありません。ハザードを同定する上でもっともよい例が医薬品安全使用研究所（ISMP）の医薬品に関するエラー報告プログラム（Medical Error Reporting Program）です。そこには少人数の薬剤師が全ての報告を検討し，新たなハザードを同定し，対策の優先順位を付けています。そして推奨される対応方法についてこの報告プログラムの参加者（病院がほとんどです）に「医薬品安全警告（Medication Safety Alert）」というニュースレターで2週間ごとに配信しています。

　センチネルイベントの警告を通じた米国医療機能評価機構（JCAHO）の取り組みと，ISMPの活動とはいずれもアメリカのナースステーションに高濃度塩化カリウムを配置しないようにすることに成功し，当然のことながら高い信用を得ました[14]。ISMPの警告は，多くの薬剤について使用中止や使用制限のみならず，薬剤の名称やラベルを変更することに力を発揮しました[15]。米国薬局方（USP）のMedMARx^{SM}の分析では，医薬品投与におけるエラーで頻度の高い薬剤としてインスリン，ヘパリン，ワルファリンの3つが明らかにされました[16]。

簡潔で詳細なレポート

　次の段階では，単純な分類システムであれば，頻度を明らかにしたり，頻度順に並びかえたりするような簡潔で詳細なレポートが可能になります。その例の1つとして，投与量，投与経路，患者因子などによって分類ができる，医薬品投与におけるエラーに関する報告システムがあります。頻度を計算することにより，順位付けが可能になり，それによって焦点を定めたシステムへと今後の資源を割り当てることができます。

トレンド分析とクラスター分析

　有害事象の出現率を経時的に計算し推移を見るトレンド（傾向）分析をすれば，新しい問題があること（または，もし改善されているなら，安全対策が機能していること）を示す重要な変化について知ることができます。傾向は，対照と比較する統計的手法を使っても知ることができます。トレンド分析を行うことで，ある特定の医療機関の傾向を他の施設と比較すれば，その医療機関の事象が，通常起こり得る変動の範囲内で発生したのではなく，むしろ「特別な原因」に起因したものであるいう判断ができます。

　ある特定の事象が突然数多く報告されれば，詳しい調査が必要であることを示しています。注意しなければならないのは，報告システムから得られる事象の傾向や事象の集団発生とは，実際に発生している事象そのものではなく，あくまで報告された事象のなかでのことであるということです。例えば，米国医療機能評価機構（JCAHO）は手術部位の間違いについて報告された率が2年間で大幅に増加したため手術部位の間違いに関するセンチネルイベントの警告を最近発信しました。しかし，報告されたのは事象の一部であり，データは全体の姿を表してはいないことを認めています。米国薬局方（USP）によるMedMARx^{SM}システムでは事象を分析して傾向を明らかにしています。そこで得られた傾向は医療の一般的な実践に影響を与えます。イギリスの国民医療制度（National Health Service；NHS）の国立報告・学習システム（NRLS）のような大規模報告システムもまた，事象のパターン分析を行い，事象の傾向や集団発生の把握を行っています[17]。

相関関係

　経時的な傾向やコントロールチャート（管理図）は時間という要素を用いた方法論ですが，他の因子を加味して行う他の統計手法もあります。医薬品投与におけるエラーのなかの患者間違いを例にとると，他の因子として，例えば医療機関（診療所か病院か），診断，年齢なども関与しています。これらの因子は，2つの因子間の相関の強さを評価する相関分析の対象になり，例えば化学療法を受けている患者では他の治療を受けている患者に比べて投薬量のエラーが起こりやすいか，また患者を間違えて医薬品を投与するエラーは若年の（より気づくことのできる）患者よりも高齢の患者で起こりやすいかどうかというようなことが分析できます。

リスク分析

　適切なデータがあれば，報告システムはリスクに関する有力な情報を生み出すことができます。多数の報告が集まれば，ある種の有害事象やエラーについておおよその発生確率が計算できます。また，転帰に関する報告を分析すれば，その事象によって引き起こされる平均的な損害の程度を推定できます。アメリカの退役軍人健康管理局（VHA）の安全評価コード（SAC）は，発生確率と重症度という2つの要素を用いており，安全対策を講ずるべきインシデントの優先順位を付けるためのスコアを計算できるようになっています。

原因分析

多くの因子が事象の脈絡に沿った形で分類され，コード化されると，因子間の複雑な相関性や関連性がデータベースを用いて検討，検証されます。業務量，コミュニケーション，チームワーク，機器，環境，スタッフ配置などの，原因となり得る因子を含めると，多数の原因と結果に関する相関性を知ることができ，医療システムの脆弱な部分への有意義な洞察を加えることができます。

多数の因子を有するデータセットに応用できる統計解析手法として回帰分析があり，これを用いれば目的因子に関与する多数の因子各々の寄与率を知ることができます。例えば，回帰分析によって，診断名が投与量のエラーに寄与するか否かについて調べることができます。この分析方法の主たる用途は，相関関係を見ることではなく，仮説の検証を行うことです。

米国医療機能評価機構（JCAHO）により発行されるセンチネルイベント警報には，報告とともに提出される原因分析に基づくリスク軽減のための方略が含まれており，原因分析の例として，読みにくい手書きの文字やコミュニケーション不足によって起こる医薬品投与におけるエラーは，薬剤名を省略して表記したときにより多く起こるなどがあります。そのため，JCAHOは，薬剤名の省略表記を使用しないことを，病院が認定を取得するために必要な患者安全目標の1つにしています。

システム分析

報告することの最終目標は，エラーや患者への傷害を引き起こすようなシステムに関する問題を理解することにより，システムの改善に役立てることです。医療機関のレベルでは，関与する因子や背景にある機能不全を明らかにするために，調査や関係者へのインタビューが必要となります。国レベルの報告システムでは，再発する可能性のある共通のシステム不全を特定するため，医療機関で得られた情報を集めなければなりません。例えば，分析の結果，ある特定のタイプのエラー報告に，類似の潜在的なシステムの欠陥が認められるのであれば，そのようなシステムの問題を是正することに焦点を当てた方策を練らなければなりません。

オーストラリア患者安全基金（APSF）によって，麻酔器のバルブによる流量や圧の調整に関する問題が麻酔機器に発生することが明らかになりました。データベースを詳細に調べ，不具合の種類を細分化し，多くの因子のなかでも，特に頻繁にメンテナンスを行い，圧開放バルブに警報音を付けることによって，このような事故を防ぐことを提言しました[18]。

References

1) Kohn LT, Corrigan JM, Donaldson MS, eds. *To err is human : Building a safer health system*. Washington, DC, National Academy Press, 1999.
2) Quality Interagency Coordination Task Force. *Doing what counts for patient safety : Federal actions to reduce medical errors and their impact*. Washington, DC, Agency for Healthcare Research and Quality, 2000 (http:www.quic.gov/Report/error6.pdf, accessed 15 May 2005).
3) Agency for Healthcare Research and Quality *National survey on Americans as health care consumers*. Washington, DC, Agency for Healthcare Research and Quality (AHRQ), 2000.
4) Blendon RJ et al. Views of practicing physicians and the public on medical errors. *New England Journal of Medicine*, 2002, 347 : 1933-1940.
5) Flowers L, Riley T. *State-based mandatory reporting of medical errors. An analysis of the legal and policy issues*. Portland, ME, National Academy for State Health Policy, 2001.

6）Brennan TA et al. Incidence of adverse events and negligence in hospitalized patients: Results from the Harvard medical practice study I. *New England Journal of Medicine* 1991, (324): 370-376.
7）Bates DW, Leape LL. Adverse drug reactions. In: Carruthers SG, et al. eds. *Clinical Pharmacology*. New York, McGraw-Hill: 2000.
8）Bates DW et al. Incidence of adverse drug events and potential adverse drug events. *Journal of the American Medical Association* 1995, 274: 29-34.
9）Kohn L, Corrigan JM, Donaldson MS. *To err is human: Building a safer health system*. Washington, DC: National Academy Press, 1999.
10）Veterans Health Administration National Center for Patient Safety *Presentation to the National Committee on Vital and Health Statistics*, Subcommittee on Populations, Work group on Quality. Veterans Health Administration: National Center for Patient Safety, 2001.
11）Australian Patient Safety Foundation. *Australian Incident Monitoring System: Collect, Classify, Analyse, Learn*. 2003.
12）Vincent C et al. How to investigate and analyse clinical incidents: Clinical Risk Unit and Association of Litigation and Risk Management Protocol. *British Medical Journal*, 2000, 320: 777-781.
13）World Health Organization: *Reduction Of Adverse Events Through Common Understanding And Common Reporting Tools Towards An International Patient Safety Taxonomy* Prepared by Jerod M. Loeb, PhD and Andrew Chang, JD, MPH Joint Commission on Accreditation of Healthcare Organizations 30 June 2003 (http://www.who.int/patientsafety accessed on 9 November 2005)
14）Joint Commission on Accreditation of Healthcare Organizations *Results of JCAHO sentinel events reporting*. 2000.
15）Cohen M. Why error reporting systems should be voluntary. *British Medical Journal*, 2000, 320: 728-729.
16）Summary of the 1999 information submitted to MedMARx[SM]. Rockville, MD, United States Pharmacopeia, 2000.
17）National Patient Safety Agency *Building a Memory, Preventing Harm, Reducing Risks and Improving Patient Safety* The First Report of the National Reporting and Learning System and the Patient Safety Observatory National Patient Safety Agency July 2005 (http:ww.npsa.nhs.uk accessed on 09 November 2005)
18）Australian Patient Safety Foundation (http://www.apsf.net.au/Newsletter_2004_03.pdf. accessed on 9November 2005).

第4章 患者安全に関する報告システム以外の情報源

> **重要なメッセージ**
> - 報告システムは，他者の経験から学ぶという点において明らかに有用です。
> - 報告システムだけで，リスクやハザード，システムの脆弱性についての全体像を把握することはできません。
> - 報告システムを補完するものとして，医療機関内や国レベルで利用できる他の有用な情報源があります。
> - これらは，国レベルでの報告システムを確立することに比べると費用のかからない選択肢となり得ます。

　報告システムは国レベルないし大規模で組織的なものであれば，他者の経験から学ぶという点において明らかに有用です。多くの有害事象はまれにしか起こらないため，医療機関の当事者たちにとって，それらは個別的な（外れ値）事例のように見えるかもしれません。これらのまれな事例に共通する特徴ならびに因果関係は，集積されたデータの分析を行ってはじめて明らかになります。同様に，立派な医療機関で起きた重大な事象を明らかにすることは，例えば，「左右の下肢を間違えて切断してしまった」といった重大な有害事象について聞かれたときに，多くの医療従事者が本音のところ思っている「ここでは起こるはずがない」という典型的な反応を和らげることに役立つでしょう。

　しかしながら，医療機関内のレベルだけでなく，国レベルでも，患者安全に関する有益な情報源で利用可能なものは他にも存在します。それらの多くは比較的安価であるため，経済的な理由から，大規模な報告システムを導入することが困難な国や医療機関にとって，重要な選択肢となり得ます。高度に発達した報告システムをもつ国や医療機関にとっても，これらの方法は検討に値します。まずはじめに，院内で実施可能な方法を紹介します。

患者安全に関する院内の情報源

　院内における有効な報告システムは，病院における患者安全プログラムにとってなくてはならない要素です。しかしながら，簡単な報告システムであっても，かなりの費用がかかります。多くの医療機関にとって，報告システムを設置するために必要な財源や専門知識を投入することは大きな負担であり，限られた財源のもっとも賢明な使途とは限らないこともあります。もう1つの問題は報告のコンプライアンス（遵守）です。いくつかの研究によると，典型的な報告システムで，多くの事例が把握されていないということが繰り返し示されています。多くの理由が「忘れた」，「忙しかった」，「重要なことだとは思わなかった」，あるいは「報告しても大した改善にはつながらないと考えた」などであり，そのような理由により報告を怠る職員が少なくないからです。また，報告の不履行が懲罰的な職場環境を反映している状況もしばしばみられ，そこでは

報告することが，報告者やその同僚にとって不利益となります。

　幸いなことに，ハザードやシステムの欠陥に関する情報の収集手段は，報告システム以外にもあります。病院職員，すなわち看護師，薬剤師，医師，リスクマネジャー，その他の医療従事者ら自身が豊富な情報源で，うまく機能している報告システムでも十分に引き出せないほどの情報をもっています。また，診療記録や検査報告書，さらにはその他の日常的に収集されているデータも，患者安全上の問題をみつけるための証拠として用いることができます。本章では，これらの情報源を活用するために，すでに有効であることが確認されているいくつかの方法について述べます。さらに，医療の質と安全性に関するデータ収集のためのいくつかの代替方法については，情報源を広範囲にすればするほど精度が高くなり，調査の負担も少なくなると言われています。これらの方法について，情報源の精度が高い順に紹介します。

患者安全のための巡視（医療安全巡視）

　「患者安全のための巡視（Safety WalkRound）」とは，医療機関の上層部のリーダーのグループが，各部門に出向いて，特定の事例や，寄与する要因，ニアミス事例，潜在的な問題，そして可能性のある解決策について，現場で働く関係者から聴取するという方法です。巡視したリーダー達はそれらに優先順位を付け，医療安全チームは医療従事者とともに解決策を立てます。その結果は現場のスタッフにフィードバックされます[1]。

　このプロセスによって収集された情報については，事象の説明のなかに解決策が埋もれていることがしばしばあります。したがって，このプロセスがケアと安全を向上するような迅速な変化をしばしばもたらします。そしてまた，上層部のリーダーと議論するために現場のスタッフが問題に関心をもち，継続的にハザードを観察し解決策を模索することに関与することで，組織の安全文化の変革につながることもあります。組織のリーダーによる現場の巡視は，現場のスタッフにとって心配なハザードを低コストで特定できる方法であり，それによって必要な改善がもたらされます。巡視という方法では，新たな人員，設備，インフラを必要としません。

フォーカスグループ

　フォーカスグループは，現場の医療スタッフ，もしくは患者やその家族とともに，関心のあることや理解していること，そして洞察，心配事，認識を導き出すために，自由な学習環境のなかで行われる議論のことを言います。例えば，多くの看護師は，日常の仕事におけるハザードやいつ事故が起きてもおかしくない状態に気づいており，機会さえあればそれらについて進んで議論するでしょう。現場で働く人々とほんの数時間議論することで，ともすれば病院が組織をあげて何カ月もかかるような，患者安全を向上するための課題一覧を作成することが可能です。

　フォーカスグループは，グループ内のメンバーが議論し，アイデアを出すことにより，非常に実りある学習環境の機会を提供します。このような方法では，報告システムから算出されるようなトレンドやベンチマークを行うことはできませんが，他の方法では顕在化できなかったハザードと可能性のある解決策の両方を明らかにすることができます。

診療記録の監査

　診療記録の監査は，歴史的に見て，医療の質を監視する上での主要な方法でしたし，今もそのように位置づけられています。この方法は労力はかかりますが，起こった有害事象を理解するための全体の経緯や周辺の情報を提供してくれることが少なくありません。さらに，診療記録の調査によって，診療のプロセスおよびアウトカムが評価できるとともに，診療の重要なプロセス，すなわち，コミュニケーション，記録のあり方，チェックリストの使用，エビデンスに基づく治療の実施などについて，情報を得ることもできます。

　診療記録の監査は，「救命できなかった事例」といったあらかじめ定義された事象について特定の種類のデータを探すような明示的な方法もあれば，「検査上の異常所見をフォローアップしなかった事例」といった有害事象やエラーが起こったかどうかについて臨床の専門家が判断するような黙示的な方法もあります。診療記録の監査という方法は，あらかじめ診療行為に関連した傷害の範囲を定めこれに該当する事例の発生率を明らかにした大規模研究の基礎となる方法でした[2)~6)]。また，新しい患者安全対策が実行された際に，有害事象の予防に関する進歩をモニターするために広く使われている方法でもあります。

　診療記録の監査に関する主たる限界には，費用がかかることと，その診療記録の記載内容に大きなばらつきがあることが挙げられます。すなわち，検査報告書や指示は別として，診療記録の内容の多くはそれを書いた人の主観的判断によって決められているからです。重大な有害事象については，ほとんどの場合診療記録のなかで言及されますが，その一方で，エラーやその背景にある状況については，ほとんど記載されることはありません。ニアミスも，めったに記載されることがありません。このように，診療記録については，事例を発見する点において有用ですが，状況に関しては限られた情報しか得ることができないことも事実です。

特定領域に関する診療記録の監査

　ある特定のタイプの事象に焦点を当てて診療記録を監査すると，広範囲にわたって脆弱性を示すような，医療上の重要な問題点を明らかにすることができます。例えば，薬剤に関する有害事象に焦点を当てた調査を行えば，腎機能障害を有する患者への処方，抗凝固療法の管理，薬剤アレルギー既往歴などの領域において，広範で系統的な改善が保証されるでしょう。さらに，焦点を絞った診療記録の監査は，ただ単に手術部位の間違いの発生率を明らかにするだけでなく，手術中に手術部位に関するチェックリストで確認されていたかどうかや，タイムアウトが行われていたかといった点についても明らかにすることができます。その他にも焦点を絞った分析を行えば，より複雑なプロセスを特定化することもできると思われます。

不具合モード影響解析

　有害事象は，脆弱なシステムの結果であると考えられます。その結果ないし有害事象に関する情報を収集することに加えて，システムにおける脆弱な部分について，またシステム自体を保護したり強化したりすることが可能な解決方法について学ぶことも有用です。

　不具合モード影響解析（Failure modes and effects analysis；FMEA）は，プロセスの脆弱性を事前に特定するために広く使用されている手法です。まず，プロセスにおけるそれぞれの段階

を系統的に特定することから始め，それから「不具合モード」，すなわち，何が間違いにつながり得るかを探します。次のステップは，不具合モードがいかにして起こるのか，そしてこの不具合の影響は何であるのかを分析します。不具合モードが悲惨な結果を引き起こすことが想定されるなら，そのプロセスに対して，修正，あるいは保護措置を講じなければなりません。FMEAは，新しいプロセスを評価したり，デザインの変更を提案するため現在のプロセスを評価したりするために利用できる事前対策的な手法です。

スクリーニング

　スクリーニングとは，日常業務のデータを用いて，起こり得る有害事象を明らかにする方法です。この方法は，過去にさかのぼって，あるいはリアルタイムで，伝統的な紙媒体の記録を分析したり，あるいは，患者の臨床データや検査データが電子媒体で記録されているのなら，コンピュータープログラムにより自動的に分析したりする方法です。「オカレンス」スクリーニングでは，あらかじめ定義された有害事象，例えば，入院中の再手術や同じ病態での再入院が発生したときに，その事象を特定することができます。

　スクリーニングのための基準は，しばしば「トリガー（きっかけ）」と呼ばれます。スクリーニングの基準に合致した場合には，その有害事象が実際に起きているのかどうかを判断するために，通常は専門家自身によるさらなる調査が必要とされます。

　検査値を用いると，例えば，ワルファリンを内服している患者においてInternational Normalized Ratio（INR）の異常値を示す事例をスクリーニングによって選び出すことができます。基準値の上限値や下限値を定め，スクリーニングで陽性となった患者の診療記録は，次に出血や血栓症が生じないか判断するために検証されます。

　医療の質向上研究所（Institute for Healthcare Improvement；IHI）は，過去にさかのぼって，薬剤に関する有害事象（adverse drug events；ADE）を発見するために「トリガーツール（きっかけ事例をみつけるためのツール）」を使用することについて先駆的な役割を果たしてきました[7]。リストに掲載されている，高い感度を有する指標（例えば，麻薬拮抗剤の処方やINRの異常値）に該当する事例を診療記録で検索します。そして，きっかけ事例が見つかると，実際にADEが起こったかどうかを判断するために，さらに詳細な調査が行われます。この手法は，ある特定のADEの割合を評価したり，新しい患者安全対策を実行した場合の進歩を評価したりすることに用いることができます。

観　察

　エラーの発見を目的とした観察法では，まず専門家（例えば，看護師や薬剤師）が事象の起こった過程を観察し，当事者によって実施された各ステップを詳細に記録することから始まります。実施において逸脱がないかを確認するために，記載された指示とこの記録とを比較します。多くの病院における看護師の薬剤投与に関する観察研究によると，高いエラー率（投与量については平均11％）が示されています[8]。看護師はこれらのエラーに気づいていないため，報告システムでは把握することができないものと思われます。

　観察という方法は，非常に手間がかかる方法であり，そのためコストもかかります。しかしながら，この方法は，どんな有害事象が起こったのかについてだけでなく，その結果に影響を及ぼ

した診療プロセスや動態力学についての理解も助ける豊富なデータを提供することができます。この方法は，システムの脆弱な部分を特定し理解するためと，変化が加えられた後の改善をモニターするための2つの目的で，資金が許す範囲で断続的に利用することができる方法です。

また，例えば，担当者交代の際の引き継ぎを観察することで，エラーがあったかどうかだけでなく，バリアやその解決に関して意味のある手がかりを得ることができます。さらに，観察によって，標準化，単純化，そして強制機能といった診察プロセスの設計が，有害事象を防ぐために有用な領域を特定することもできます。

患者安全に関する院外の情報源

国レベル，あるいは，何らかの体系的なシステムとしてのレベルにおいては，報告システムの代替となるものはあまり広くは採用されていません。診療記録の調査が，無作為に選択して行う監査において，有害事象を特定しその頻度を推定するために利用されることも時にはありました。イギリスの全国匿名調査（Confidential Enquiries in the United Kingdom）のような，1回限りの調査研究が，数十年間もこの機能を果たしてきています[9)10)]。このようなサンプリングによる方法は，報告システムで用いるよりもかなり低コストで，注意すべきシステムの脆弱性を明らかにすることができます。その他の利用可能な，患者安全に関するいくつかのデータの収集方法は，以下の通りです。

医事紛争事例の分析

医事紛争事例は，アメリカのようにそれが頻繁にある地域においては，少数の重大な有害事象に関して豊富な情報を提供してくれます。重大なインシデントが起こった場合，リスクマネジャーは，一般的に〔クレーム（損害賠償請求）と呼ばれる，訴訟に至らない場合も含む〕患者ファイルを作成し，ただちに関係する職員全員より聞き取り調査を行い，何が起きたのかを理解し，正確に文書化します。このタイプの分析は，専門家によって実施される根本原因分析（RCA）やシステム分析に比べ，洗練の度合いははるかに低いものの，通常の病院の報告システムに比べて多くの情報を得ることができます。

医事紛争事例の分析によって，例えば，術後の体内異物遺残の可能性を高くする因子が特定されたり，マンモグラフィーで陽性所見がみられたときに，確実に生検につながることを保証するための，フェイルセーフ（エラーがあっても安全側に制御できるシステム）機能を有するフォローアップシステムの必要性が示されたりしています[11)]。

医事紛争事例の限界は，医療安全上の問題の全体像を反映しているものではないということです。しかし，重大で深刻な傷害となった事象に関する情報を実際に提供しています。その情報はまた同時に，多くの報告システムで報告される情報よりもさらに豊富な内容の情報となっています。

サーベイランス

サーベイランスシステムとは，決められたカテゴリー（例えば感染症患者）内の患者全てを対象に，あらかじめ定義された因子や転帰について調査することによって，特定の症例のデータを

集める方法です。これらのシステムは，重要な事象に関してどのようなリスクやリスクファクターが存在しているかについて明らかにするだけでなく，病院間での比較や改善状況をモニターする上でも役立ちます。

サーベイランスシステムのもっともよい例の一つは，米国院内感染サーベイランスシステム（National Nosocomial Infections Surveillance System）で，これは，米国疾病管理予防センター（United States Centers for Disease Control and Prevention；CDC）と，これに参加する病院との間で自発的で機密を保持した共同作業によって実施されているもので，院内感染の同定や，全面的データベースの作成が行われており，そのデータベースを用いて院内感染や抗生物質の耐性に関する疫学を把握し，さらには，各医療機関が自身の実態を経時的に観察できるようにしっかりしたベンチマークの提供をしています[12)13)]。

サーベイランスのもう1つの例としては，退院時診断コードの評価に焦点を絞った調査があります。患者安全指標（Patient Safety Indicators；PSI）と呼ばれる退院時診断コードのリストは，米国医療研究品質機構（AHRQ）が開発したもので，「患者が医療システムにかかった結果として経験し，かつ予防できる可能性がある有害事象」と強く関連しているものです[14)]。例として，手術時の異物遺残，麻酔の合併症，出産時の産道損傷，褥瘡，術後の大腿骨頸部骨折などがあります。病院は，潜在的するシステムの欠陥を特定したり，安全上の改善状況をモニターしたりするために，PSIを利用することができます。PSIは洗練された指標になっているので，これらは国レベルでのモニタープログラムとしても利用できるように思われます。

日常的なデータ収集

大規模なサーベイランスの1つの例として，米国退役軍人健康管理局・全国外科手術質改善プログラム（United States Veterans Health Administration National Surgical Quality Improvement Program；NSQIP）が挙げられます[15)]。このサーベイランスにおいては，訓練を受けた外科系看護師からなる評価者が，それぞれの退役軍人病院（Veterans Health Hospital）で行われた主要な手術の全てについて，129項目に及ぶ臨床的な指標や転帰に関する指標（術後30日目の転帰などを含む）に関するデータを収集しています。これらのデータは電子媒体を介して統括センターに送られ，予測式を用いて，統計学的にリスクアジャストメント（リスク調整）がなされた各患者に関する予測死亡率や予測合併症発生率が算出されます。

次に，全ての主要な外科手術とそれぞれの専門分野について，それぞれの病院とそれぞれの部門ごとに，合併症発生率や死亡率に関する，予測式による予測値と実際に観察された実測値とが算出され，全施設から得られた施設を匿名化したベンチマークデータとともに各々の病院にフィードバックされます。中央委員会は毎年このデータを評価し，合併症や死亡率が非常に低い施設に高い評価を与え，非常に高い施設に対しては警告を出しています。合併症発生率や死亡率が繰り返し非常に高い施設については，地域の管理センターにより評価が行われ，必要があれば，病院が不備な点を特定し是正する支援を行うために現地査察が行われます。NSQIPが始まってから，100万件以上の症例に関するデータが，全国レベルのデータベースに登録されています。

NSQIP開始後の1991年から2000年までの10年間で，手術死亡率は27％減少し，合併症発生率も45％減少しています[16)]。NSQIPの指導者らによれば，これらの減少のほとんどは，データのフィードバックに基づいて病院側が行った変革によるものとしています。このプログラムにかかった全費用は毎年400万米ドルで，これは1症例当たりおおよそ12米ドルになります。死亡率

や合併症の減少によって抑えられた費用はこの額の数倍にも及び，この方法により実質的な節約がなされたといえます。

　有害事象や死亡率の減少というNSQIPの成功は，次の5つの要因によるものと考えられています。それらは，①データ収集が，合併症をもつ患者だけでなく全ての患者に対する日常業務の一部として行われたこと，②選任され訓練を受けた人達が，データ収集の責任をもっていたこと，③結果は，統計学的にリスクアジャストメントが加えられていたこと，④結果は，本プログラムに参加している病院が他の病院と比較できるような形で，各病院固有のデータがフィードバックされていたこと，⑤結果は，現地査察を行い改善を指示できるような権限をもった中央監督機関によってモニターされていたこと，の5つです。初期には反対があったものの，今ではこれらのシステムは医師や病院から十分に受け入れられています。

　このような日常的なデータ収集については，将来における患者安全情報の基本的な情報源として，最終的には報告システムにとって代わるかもしれません。完全に電子化された診療記録が備わった高度に発展した医療システムができれば，自動的なデータ収集と分析によって，報告システムにかかる何分の1かの費用で，持続的に医療の質と安全をモニターすることが可能となるでしょう。同様に，退役軍人医療システム（Veterans Health System）にみられるような中央管理センターへの自動的なデータ提供は，迅速かつ低コストで可能になるでしょう。このようなシステムができれば，「報告すること」そのものはそれほど重要でなくなり，分析そのものとデータ分析で明らかにされた重要な事象に対する焦点を絞った調査とに集中することが可能となるでしょう。

References

1) Frankel A et al. Patient safety leadership WalkRounds. *Joint Commission Journal on Quality Improvement*, 2003, 29：16-26.
2) Brennan TA et al. Incidence of adverse events and negligence in hospitalized patients：Results from the Harvard medical practice study I. *New England Journal of Medicine*, 1991, 324：370-376.
3) Wilson R et al. The quality in Australian health care study. *Medical Journal of Australia*, 1995, 163：458-471.
4) Davis P et al. *Adverse events in New Zealand public hospitals*：Principal findings from a national survey. Wellington, New Zealand, Ministry of Health, 2001.
5) Schioler T et al. Incidence of adverse events in hospitals. A retrospective study of medical records. *Ugesk Laeger*, 2001, 163：5370-5378.
6) Baker GR et al. The Canadian Adverse Events Study：the incidence of adverse events among hospitals in Canada. *Canadian Medical Association Journal*, 2004, 170：1678-1686.
7) Rozich JK et al. Adverse drug event trigger tool：a practical methodology for measuring medication related harm. *Quality and Safety in Health Care*, 2003, 12：194-200.
8) Barker KN et al. Medication errors observed in 36 health care facilities. *Archives of Internal Medicine*, 2002, 162：1897-1903.
9) Buck N, Devlin H, Lunn J. *The report of a confidential enquiry into perioperative deaths*. London, The Nuffield Provincial Hospitals Trust, 1988.
10) Lunn J, Devlin H. Lessons from the confidential inquiry into perioperative deaths in three NHS regions. *Lancet*, 1987, 1384-1386.
11) Gawande AA et al. Risk factors for retained instruments and sponges after surgery. *New England Journal of Medicine*, 2003, 348：229-235.
12) Gaynes R et al. Feeding back surveillance data to prevent hospital-acquired infections. *Emerging Infectious Diseases*, 2001, 7：295-298.
13) Centers for Disease Control. Monitoring hospital-acquired infections to promote patient safety - United States, 1990-1999. *Morbidity and Mortality Weekly Report*, 2000, 49：149-153.
14) McDonald K et al. *Measures of patient safety based on hospital administrative data*：the patient safety

indicators. Rockville, MD, Agency for Healthcare Research and Quality, 2002.
15) Khuri SF, Daley J, Henderson WG. The comparative assessment and improvement of quality of surgical care in the Department of Veterans Affairs. *Archives of Surgery*, 1998, 228：491-507.
16) Khuri SF, Daley J, Henderson WG. The comparative assessment and improvement of quality of surgical care in the Department of Veterans Affairs. *Archives of Surgery*, 2002, 137：20-27.

第5章　各国の報告システム

> **重要なメッセージ**
> - 各国における現存する報告システムは，実施主体，支援体制，参加状況や機能について大きなばらつきがあります。
> - 全ての報告システムは，患者安全の向上を目的としています。
> - 国レベルの報告システムの多くは自発的なものです。
> - 公立か私立か，強制的か自発的かによらず，全ての報告システムの主要課題は，報告内容の機密の保護です。

　現存する各国の報告システムは実施主体，支援体制，参加の状況やどのように機能しているかについて大きなばらつきがみられます。例えばイギリス（イングランドとウェールズ）における国立報告・学習システム（NRLS）や，デンマーク，チェコ共和国，スウェーデンにおける同様のシステムは，患者安全向上のための情報を提供するために政府機関によって開発されました。一方，オーストラリア患者安全基金（APSF）によるオーストラリア・インシデント・レポートシステム（AIMS）や，米国医療機能評価機構（JCAHO）によるセンチネルイベント報告システム（Sentinel Events Reporting System）は，民間ないし非政府機関です。

　これら全ての報告システムは患者安全の向上を目的としています。しかし，この目的のための実効性については，分析の精度という点，ならびに実践上の向上へと反映させる努力を続ける熱意という点において，非常に大きな差異がみられます。患者安全は各国政府にとって比較的新しい課題です。多くの国にいまだ患者安全を推進する強力な組織や，計画を実施する財源や人的リソースがないことは驚くにあたりません。現在でも安全に関して，政府の主導がない，あるいは報告システムをもっていないWHO加盟国は少なくありません。

　多くの国レベルでの報告システムは自発的なものです。ただしチェコ共和国とスロベニアでは，病院に報告が義務づけられており，またオランダ，日本などでは重大事象については報告が義務づけられています（詳細は以下を参照のこと）。

　自主的な報告システムの下では，継続的な学習と予防策への参画について職業的な倫理性が求められ，それは謝意や目に見える改善として報われることにより促進されます。医療界とは別の業界での経験，特に航空業界から，また医薬品安全使用研究所（ISMP）のような長い歴史をもつ医療報告システムでも同様ですが，報告者自身や他の人達に不利な結果を招くおそれのないシステムのほうが，よりよい結果が得られることが示されています。

　公立か私立か，強制的か自発的かを問わず，全ての報告システムにとって重要な課題は，機密の保護です。どの報告システムでも患者や医療提供者の名前は公開されるべきではないことは広く了解され，実際ほとんど全てのシステムで保護されています。しかし，病院レベルの情報が公開されるべきかどうかについては十分な合意に達していません。

　公的保健医療システムは，公衆に対し医療機関における妥当なレベルの安全な医療を保障すべき責任を有しており，報告システムはこの責任を果たすための1つのメカニズムです。

説明責任は全ての情報を公開することを求めてはいませんが，有害事象について公に開示するいくつかの形が提示されているようです。報告システムによっては事象自体を公開するものもありますし，調査結果やサマリーレポートについてのみ公開するものもあります。別のやり方として，重大事象はその発生の事実と医療機関や政府により取られた対応を公表するというものもあります。一部の機関ではその年次報告のなかで，発生事象と取られた対応の概要を記載しています。

患者安全に関する報告システムの種類

　以下については，このガイドライン作成のための調査の一環として世界各国の報告システムについてそれぞれの代表者から得た情報です。

チェコ共和国

報告システム：チェコ共和国には強制的な報告システムがあります。自発的な報告も50施設において2年間行われており，国による自発的報告の試行計画も始まっています。
何を報告するか：院内感染，薬剤に関する有害事象，輸血反応や医療機器の不具合などが報告の対象となります。
誰が報告するか：医療従事者が行います。
どのように報告するか：有害事象を単純に統計処理します。
分　析：病院，専門領域，地域そして国全体とさまざまな単位で情報が集められます。急性期病院におけるセンチネルイベントの報告については2004年から分析が始められました。同様のプロジェクトは慢性期医療機関に対しても行われています。
結果への対応，普及，活用：報告の一般公開はされていません。

デンマーク

報告システム：デンマーク・ヘルスケアシステム（DHCS）の患者安全法（Act on Patient Safety）は2004年1月1日から施行されました。この法律の目的はデンマークの医療システムにおいて患者安全を促進することです。医療従事者は特定の有害事象に関して国レベルのデータベースに対し報告することが，この法律で義務づけられています。学習を支援するために，この国による強制的なシステムは，処罰のシステムとは完全に分離されています。
何を報告するか：報告する有害事象は，「患者自身の病気によるものではなく，治療や入院が原因で起こったものであって，有害なもの，事前に避けられなかったならば有害であったであろうもの，あるいは何らかの理由で有害事象が実際には起こらなかったものも含む。また有害事象は，既知および未知の事故やエラーも含む」とされます。外科的な事象や医薬品投与におけるエラーは，ヒヤリハットも含めて全て報告します。
誰が報告するか：患者の治療もしくは入院に関連した有害事象の発生に気づいた医療従事者が報告します。
どのように報告するか：医療従事者は国のデータベースに報告します。報告は自動的に発生した自治体に送られ，その自治体の協議会で記録，分析，匿名化されます。最終的に報告は国家保健

委員会（National Board of Health）に送られ，ここで登録された有害事象の管理を行っています。

分　析：分析について国の規定はありませんが，一般的に安全評価コード（SAC）による評点が用いられています。SACスコアで軽度の有害事象なら地域で対応され，重度の有害事象〔SACスコア3（第3章参照）〕であれば根本原因分析（RCA）が行われます。

結果への対応，普及，活用：病院開設者は，患者安全法により報告した事象について対応する義務があり，国家保健委員会は教訓を広く一般に周知する義務があります。国家保健委員会は，年報以外に警告を定期的なニュースレターの形で発行します。

より詳しい情報は，www.patientsikkerhed.dkへ。

イギリス（イングランドとウェールズ）

報告システム：国立報告・学習システム（NRLS）は，開かれた報告文化と有害事象から学ぶプロセスを促進させるために，国家患者安全局（NPSA）によって構築されました。NRLSの目的は，患者安全に関するインシデントを報告させ，重大なシステム上の欠陥を含め報告されたインシデントのタイプごとに問題点やパターンを抽出し，それらの解決策を導き出していくことにあります。

NRLSは2004年2月に発足しました。2005年7月時点で548の国民医療制度（NHS）に属する医療機関（全医療機関の90％）がNRLSに報告を寄せています。

何を報告するか：報告するべき患者安全に関するインシデントは，「NHSに属する医療機関により保健医療サービスを受けている患者が被った，あるいは被るおそれのあった意図しない，もしくは予測されない事象」と定義されています。報告は匿名ですが，どこのNHSトラストかは特定できるようになっており，仮にスタッフや患者の名前が報告されても，データベースに登録される前に削除されます。

誰が報告するか：医療従事者は誰でも，NRLSに報告できます。NPSAは各NHSトラストから報告を受け取り，NHSトラストはそれぞれの医療機関に対して報告を促します。NHSトラストには急性期医療，プライマリケア，精神医療，救急搬送サービスに関するものがあります。病院の報告プログラムへの参加は基本的に任意です。

どのように報告するか：電子媒体によるリスク管理システムをもつ医療機関は，そこからNRLSに直接に報告を送ることができるようになっています。NPSAは，地域のリスクマネジメント関係のソフトウェア会社と共同してコンピューター上の互換性と接合性を構築してきました。このシステムの目的は各医療機関で収集された報告が同時に国レベルのデータベースへも送付されるようにすることです。そのため同じデータを2度入力する必要がありません。データは1週間に10,000件のペースでNRLSに提出されます。NPSAは各NHSトラストとも協力して，各トラストの有するデータセットをNRLSのデータセットに統合します[1]。

NPSAはさらに電子媒体による報告様式である「eForm」も作成しました。これはリスクマネジメントシステムに関する，互換性のある市販のソフトウェアをもたない医療機関が使用したり，医療機関のリスクマネジメントシステムとは無関係に報告を提出したりするためのものです。NRLSは詳細な報告様式を提供しており、どこで，いつ，どのように，何が起こったかについてコード化された質問項目から選択して答えるようになっています。報告様式には自由に記載できる欄も設けられています。

患者や介護者は所轄のNHSトラストによる患者相談サービス（Trusts' NHS Patient Advice and Liaison Service）に電話で報告できます。また，医療スタッフも直接報告を送ることができ，患者や，そして2006年からは介護者も同じくeFormにて報告できるようにする計画があります。

分　析：データクレンジング（個人を特定できる情報を削除すること）の後，NPSAのデータベースを用いて，報告書式のなかで定義された情報を基に，さまざまな傾向が抽出されます。時と場所，患者の傷害程度，患者の属性，そして要因を含む標準化されたデータが得られます。

　有害事象は，例えば医薬品関連のように分類され，さらに投与量の誤りか，投与ルートの誤りかなど細かく掘り下げられます。報告様式には記述部分もありますが，データは構造化され，標準化された形でデータベースへ自動的に登録され，事象と原因との傾向や関連についての相関が出されます。

　集められた報告は専門家の助言を得て分析され，患者安全に関するインシデントの種類の頻度，パターンや傾向，そして潜在要因を理解するために役立てられます。提出された報告に関する調査は，それぞれの医療機関の責任で行われます。NPSAは個別のインシデントに関する調査や，懲罰や業績評価を行いません。

結果への対応，普及，活用：NRLSによって得られた教訓は，NPSAの報告書に載せられて普及が図られ，報告した機関にはインシデントの傾向と解決法についてのフィードバックがなされます。NRLSによって得られた教訓は，NPSAの行う患者安全のための解決策に活用されます。

　インシデント報告そのものは公開されませんが，NHSトラストはその裁量で関係する情報を公開してもよいことになっています（実際に行われています）。NPSAはまた根本原因分析（RCA）に関する訓練も行っています。

　より詳しい情報は，www.npsa.nhs.ukへ。

オランダ

報告システム：処罰に結びつかない，自発的な有害事象の報告システムが，ほとんどの病院や医療機関にあります。重大な有害事象（永続的な後遺症事例や死亡事例）については強制的な報告システムもあり，医療監督局（Health Care Inspectorate）によって管理されています。ただし，実際よりもかなり少なく報告されています。

何を報告するか：重大な有害事象は医療監督局に報告する法的義務があり，永続的な後遺症や死亡に至った有害事象や，また自殺や性的嫌がらせに関するものも報告対象です。医療機器の不具合は，欧州における法的な規制に則って製造業者から報告されます。

誰が報告するか：自発的な報告は匿名でもなされますが，病院または医療機関，患者，医療従事者や一般市民からでもなされます。強制的な報告は，病院または医療機関からなされます。または，許認可や懲戒処分に関連してもなされます。

どのように報告するか：電子メール，ファックスや電話により報告されます。

分　析：医療機関の報告システムにおける分類は標準化されていないため，全国レベルでの集積されたデータはありません。国による強制的な報告システムではデータと照合しています。

　規制による対応として，全ての病院は，重大な有害事象について調査を行ってシステムを再構築することが求められています。

結果への対応，普及，活用：当局が報告を受けると，大部分については調査に廻され，インシデント原因の分析に引き続いて，報告者へのフィードバックが行われます。ただし，データの分類

と照合については明確な定めがなく，それゆえ信頼性を欠く場合もあります。医療監督局は2003年に2,716件の報告を受けましたが，おおむね年平均で3,000件です。各医療機関の有害事象に関する調査委員会は毎年報告書を提出するように求められています。医療監督局も年報を出していて，これは一般に公開されています。

より詳しい情報は，www.minvws.nlへ。

アイルランド共和国

報告システム：アイルランド共和国は，安全な医療を促進すること，医事紛争の件数を減らすこと，および医事紛争にタイムリーかつ適切に対処することを目的として，医療賠償制度（Clinical Indemnity Scheme；CIS）の下に，2002年に医療事業者の法的責任（使用者責任）を定めました。セキュリティのかけられたウェブでのインシデント報告システム（Clinical Incident Reporting System）を国レベルで展開しています。

何を報告するか：報告の対象となる有害事象には，「医療が行われた結果として，もしくは医療が行われなかった結果として，患者が傷害，疾病や障害を被ったもの，死亡したもの，もしくは在院日数の延長に至った事象」や「ニアミス」が含まれます。

誰が報告するか：CISの下にある全ての医療事業者は，全ての有害事象とニアミスを報告することが義務づけられています。

どのように報告するか：紙媒体による報告書が医療機関のリスクマネジメント担当者へ提出されます。それらのデータはセキュリティのかけられたウェブ上でのシステム（STARS web）からCISの中央データベースに送信されます。

分　析：STARS webにより，集積されたデータについての統計的な分析や，医療事業者別と国全体の傾向の把握を可能にしています。

結果への対応，普及，活用：得られた教訓は，季報やトピックに応じたセミナーで周知され，また定期的にウェブサイト上に更新もされます。

より詳しい情報は，www.dohc.ieへ。

スロベニア

報告システム：アメリカの米国医療機能評価機構（JCAHO）で開発されたものと類似した，センチネルイベントに関する自発的な国レベルでの報告システムが，2002年に始まりました。

何を報告するか：報告の対象となるセンチネルイベントとは，予期しない死亡，重大で永続的な機能障害，入院中の自殺，乳児の取り違え，ABO型不適合の血液や血液製剤投与による溶血反応，手術患者の取り違えや手術部位の誤り，刑事事案に相当する不作為などがあります。

誰が報告するか：病院です。

どのように報告するか：報告された情報は，保健省により分析され，その結果はエラーが起こった医療機関にフィードバックされます。

結果への対応，普及，活用：報告については，匿名化の上，その要約がインターネットで一般に公開されます。

スウェーデン

報告システム：スウェーデンにおける1997年の医療法では，全ての医療機関に質を保証するシステムを求めており，医療機関によって医療の質を担保するシステムはさまざまですが，いずれも国家健康福祉委員会（National Board of Health and Welfare；NBHW）の定めた法令に則っています。事例を報告し教訓を学ぶシステムは，病院が重大な有害事象について調査し，院内システムを見直すことが義務づけられている規制の一部です。

何を報告するか：予期しなかった重大な傷害や疾病に至った事象や，その危険性があったものが報告対象であり，有害事象，ニアミス，医療機器の不具合，自殺，その他の危険事象などが含まれています。

誰が報告するか：病院や医療機関，医療従事者が報告します。

病院，医療機関や監督官庁は，有害事象を所轄の上級庁へ報告する必要があります。患者や医療従事者，一般の人は自発的に報告します。

どのように報告するか：所定の書式を用いて，郵送もしくはファックスによる報告がなされます。NBHWは年間約1,100件の強制的な報告と2,400件の自発的な報告を受けています。委員会はほとんどの報告を調査し，インシデントの原因分析を行い，全ての事例で報告者へのフィードバックを行っています。

分　析：NBHWの地域監督部門が報告を受け，調査を行います。いくつかの限られた事例は医道審議委員会〔Medical responsibility board（HSAN）〕に送られ，医療従事者が処分の対象になることもあります。

結果への対応，普及，活用：該当の委員会は患者安全を促進するべく法令をそのように導くような勧告を出します。

NBHWへの全ての報告は公開されていますが，患者に関する個人情報は全て非公開となっています。

アメリカ

報告システム：アメリカには国全体をカバーする報告システムはありません。しかし，50州のうち21州の州政府は強制的な報告システムを運営しています。これらの多くは数十年の歴史を有します。21州全てで，予期せぬ死亡は強制的な報告の対象であり，数州については間違った部位の手術を強制的に報告させています。これ以外は，報告対象となる事例はさまざまです。重大な事象の報告があれば，州の保健局が実地調査を行います。軽度な事象では目に見える対応はなされません。州政府には十分な人員が整えられているわけではないので，フォローアップや教育，コンサルテーション，監督を行うことが難しいとも言われています。ある程度の情報公開はどの州でもなされますが，情報の保護の程度や公開の方法にはかなりのばらつきがあります。

民間および非政府組織によって設立された組織

オーストラリア

オーストラリア・インシデント・レポートシステム（Australian Incident Monitoring System；AIMS）

報告システム：AIMSは，1987年に作られた麻酔AIMS（Anesthesia AIMS）の延長として，1993年に設立されました。AIMSの目的は，新たに見い出されたハザード，統計的な傾向，危険因子，寄与因子についての学習を促進することです。

何を報告するか：AIMSはあらかじめ定義した「センチネル」イベントをはじめとして，全ての有害事象，ニアミス，医療機器の不具合，新たなハザード，自殺や誘拐などの特別な事件に至るまで，広範囲にわたる事象を受け取るように設計されています。AIMSは，インシデント報告，センチネルイベント，根本原因分析（RCA），検視官報告，消費者からの報告，罹患率と死亡率のレビューなど，いかなる情報源からもインシデントに関する情報を受け取り，分類することができます。

　意図的な危険行為や虐待，犯罪行為は，AIMSへではなく，届出すべき司法機関へと通報されます。

誰が報告するか：病院，外来クリニック，救急部門，高齢者介護（長期入所）施設，地域ケア，医療従事者，患者とその家族など，全ての情報源から，また匿名の情報源からも報告を受け付けます。

　この報告システムは自発的であり，報告内容の機密は保護されます。法律によりAIMSのデータベースは，公式の質保証（クオリティアシュアランス）活動として認められています。このデータベースは，法的な開示請求からも保護されており，患者安全と質向上を目的とした活動の結果としてのみ知り得る個人が特定される情報について曝露したり広めたりすれば犯罪とみなされます。

　このようにデータベースは，厳しいアクセス制限下で厳重に管理されています。

どのように報告するか：全てのインシデントについて，単一のシステム（異なる様式を組み込んではいますが）が使用されています。報告は書面，電子媒体，電話のいずれかで提出されることになっています。

分析：AIMSの分類システムは，インシデントや有害事象を説明する100万以上の用語を網羅しており，これは現存する報告システムのなかで，おそらくもっとも高度に発達したものだと思われます。分類処理の目的は，インシデントに関する情報を普通の言語に翻訳し，電子記録を作成することであり，それによって他の記録と比較したり，より大きな一連のデータの一部に組み込んで分析したりすることができます。最新の分類法はランシマン教授による包括的参照モデル（Generic Reference Model；GRM）に基づいています。GRMは複雑系における失敗の発生に関するリーズン教授の提案したモデル（Reason Model）を基にしています[2]。

　GRMの構成要素には，インシデントの発生要因（環境，組織，人，インシデントの対象，化学物質），インシデントの具体的内容（タイプ，構成要素，関係者，インシデントのタイミング，発覚のタイミング，発覚の方法，予防可能性），予後や結果を軽減あるいは増悪させる因子，および患者と医療機関にとっての最終結果が含まれています。

　GRMは，ヘルスケアインシデント分類（Healthcare Incident Types；HIT）を介して実行さ

れます。HITは階層的な質問と解答からなる一連のカスケード構造になっており，後の分析と学習が容易にできるように情報を「分解する」ことができるような設計になっています。

　AIMSは，報告者にHITを用いてもらうことで，インシデントを詳細な一連のデータセットへと分解し，分析，蓄積，傾向の把握などに利用できるようになっています。この分類方式がもつ，豊富で「理にかなったカテゴリー」のおかげで，事象のタイプ，危険因子，ならびに寄与因子についての相互の関係を突っ込んで調査できることになります。

　特定のデータ・モジュールを用いることによって，利用者は危険度を測定するためのリスク・マトリクスを作り上げることができます。統計学的検討を行うことにより，各カテゴリー内の多数の要因の間の有意な関係を明らかにし，医療システムに影響を与える改善策を生み出すような分析を進めることができます。

　AIMSは，階層化に基づいて，必要に応じてカスタマイズできる組織ツリーを保有しています。病棟，診療科，診療部門，病院，医療サービス，州や地域，国といった全てについて表示されています。このように組織ツリーは13段階に分かれています。

　インシデントの分析は，セキュリティ権を保有する医療機関レベルと，それ以下のレベルとにおいて進められています（セキュリティに関する制約があることによって，分析者がセキュリティの権利を認められている組織レベルを越えたインシデントについては，取り扱わなくてよいこととなります）。組織ツリー構造を用いることで，医療機関で対応する問題から，国レベルで集積したデータを分析することまで，事例に適したさまざまな分析ができます。AIMSはデータベース上のあらゆる用語に関してレポート作成や検索ができる機能がついており，医療機関や部門がデータを比較することも可能となっています。

結果への対応，普及，活用：オーストラリア患者安全基金（APSF）は，組織レベルでニュースレターと出版物を発行し，情報提供を行っています。AIMSを利用する保健省もまたニュースレターと出版物という方法で情報を配信しています。

　情報や統計的な傾向，勧告された項目を安全対策のなかに取り入れることは，報告を行った施設の責任となります。医療施設や関係機関は，患者安全対策を先導する目的でテーマごとに設けられているタスクフォースが見い出したAIMSの知見にアクセスできるようになっています。

　より詳しい情報は，www.apsf.net.auへ。

日　本

報告システム：日本では，病院は厚生労働省により院内でインシデント報告システムをもつように義務づけられています。財団法人日本医療機能評価機構は自発的に行われるインシデントの報告を収集しており，2004年には同機構に対する国レベルでの報告システムが導入されました。この新しい報告システムは，教育病院では義務になっていますが，他の病院では任意となっています。

3段階の報告システム：病院や医療施設内での報告システム，日本医療機能評価機構や研究グループに対するようないくつかの自発的な報告システム，国レベルでの報告義務の3段階があります。

何を報告するか：有害事象と呼ばれることもある患者への傷害事例は，ニアミスや医療機器の不具合とともに報告されることになっています。

誰が報告するか：病院や医療施設が報告を行います。

どのように報告するか：病院や医療施設は，日本医療機能評価機構に自発的に報告することができます。日本医療機能評価機構に対する報告には，義務づけられているものもあります。情報は電子的に報告されます。

分　析：日本医療機能評価機構はインシデントの原因分析を行い，報告者に分析結果をフィードバックします。データは分類され，要約した結果が医療従事者や一般市民に公開されます。

結果への対応，普及，活用：特に重要だと思われる事例は個別に評価されます。そうでない場合には，報告は集計され，統計解析が行われます（それ以上の詳細情報は入手不能です）。日本医療機能評価機構は有害事象の簡潔な報告書を作り，医療従事者や一般市民に周知しています。

アメリカ
医薬品安全使用研究所（Institute for Safe Medication Practices；ISMP）

報告システム：ISMPは，守秘義務に徹した，国レベルの，医薬品投与におけるエラーの報告システムであり，2週間に1度の頻度で，ハザードに関する警告と，その他の医薬品安全情報を60万人の医療従事者に配布しています。

何を報告するか：ISMPによる報告システムは，薬剤に関する有害事象と，医薬品の提供および管理におけるハザードとに焦点を置いたものです。

誰が報告するか：医療従事者，医療機関または患者からの報告が集められます。

どのように報告するか：医療機関や医療従事者からの報告は，オンラインで電子的に，または電話，電子メール，ファックスでなされます。

分　析：報告者の半数以上は，医薬品の包装や，商品名，製品番号，問題点を説明できるような写真といった，危険要素となるような情報について再度電話で詳しい確認を取ることになります。このような詳細な情報は，ハザードの低減を目的とした具体的で直接的，かつ迅速な対策を可能とします。医薬品に関する情報は主たる10の要素に従って分類されます。ハザードは，専門家により特定されます。専門家のグループは頻発している報告を認識すると，緊密に連携しあい，彼らの知識を活かして問題の緊急性についての評価をします。迅速な対応により多くのハザード警報を発出しており，それは優先順位を付けるための全体的な分析について弁明の余地がないほどです。

結果への対応，普及，活用：ISMPは，ハザードの低減のために多くの活動を行っています。それらには，化学療法剤のバイアル・キャップに最大投与量を表示することの促進，危険な心臓治療薬のプレフィルド注射器の排除，医療従事者と製薬広告の間で使用されている医学略語で，事故につながりかねない危険な略語の指摘や使用制限，製薬会社，医療機器メーカーや米国食品医薬品局（FDA）とのさまざまな共同研究などがあります。

より詳しい情報は，www.ismp.orgへ。

アメリカ
米国医療機能評価機構（Joint Commission on Accreditation of Healthcare Organization；JCAHO）

報告システム：JCAHOは，1996年にセンチネルイベント報告システムを開始しました。このシステムは，医療機関がセンチネルイベントを見い出し，その予防対策について容易に学習できるように設計されています。システムは自発的な報告に基づいており，機密は保護されます。この

システムの下では，エラーを報告して，将来の予防のために適切な手続きを行うことで医療機関の認定のステータスが影響を受けることはありません。

何を報告するか：報告の対象となるセンチネルイベントには，予期しない死亡や重度の永続的障害を残した事象で，患者の疾病や基礎疾患の自然経過と無関係であったもの，また，次のような事象（この場合，患者の疾病や基礎疾患の自然経過と無関係の予期しない死亡や重度の永続的後遺障害でないものも含む）すなわち，24時間体制で看護スタッフが常駐する施設で，看護や治療や医療サービスを受けている患者の自殺，あるいは退院後72時間以内の患者の自殺，満期出産児の予期しない死亡，ケアや治療や医療サービスを受けている患者の誘拐，誤った家族への乳児引き渡し，レイプ，ABO型血液型不適合の血液ならびに血液製剤の投与に伴う溶血反応，手術患者の取り違えや手術部位の誤り，手術や他の処置後の手術器機などの体内置き忘れなどがあります。

誰が報告するか：報告は，医療機関から提出されますが，他にメディアからのものや苦情あるいは州の保健局のような情報源もあります。

どのように報告するか：JCAHOに認定を受けている医療機関は，報告をすることができます。

分　析：JCAHOは，医療機関が行動計画を作るにあたり，根本原因分析（RCA）を行うよう求めています。JCAHOは，医療機関によるセンチネルイベントへの対応を検証（実際にRCAそのものの見直しも含めて）する場合もあります。RCAを実施するためのガイダンスは，JCAHOのウェブサイトで公開されていますし，求めに応じて提供されるようにもなっています。医療施設からの報告は任意ですが，RCAを行うことは義務づけられています。

有害事象，その根本原因，およびリスク軽減戦略を示すデータをデータベースに受理してもらうためには，医療機関はあらかじめ決められた基準に合致した対応を取っていることが求められます。

結果への対応，普及，活用：それらのデータベースを使用し専門家と協力することで，JCAHOは，定期的にある事象タイプを選び出し，「センチネルイベント警報」（Sentinel Event Alert）を作成し，有害事象，その原因，そして事故防止のために医療機関から集められた予防対策を説明しています。刊行物は，1998年から始まり，既に34号の「センチネルイベント警報」が発行されてきました。

個々の医療機関の行動計画は，質の保持が要求される，他の種々の事柄に対する改善行動のモニタリングと類似の方法で，JCAHOによって監視されています。より広い視野では，医療機関の認定サーベイにおいて，病院の「センチネルイベント警報」への対応内容が判断されます。JCAHOは，センチネルイベントを報告するプロセスからさらに発展させて，国家患者安全目標（National Patient Safety Goals）を設けています。

より詳しい情報は，www.medmarx.comへ。

アメリカ
米国薬局方（United States Pharmacopeia；USP）によるMedMARx^{SM}

報告システム：MedMARx^{SM}は，自発的な報告システムで，その目的はハザードとシステムの脆弱性とを特定し，ベストプラクティスを見い出し，そして標準的な薬物投与法を設定するUSPによる活動を支援することに結びつく情報を収集することです。

何を報告するか：薬剤に関する有害事象，ニアミス，エラーは全てUSPに報告できます。

誰が報告するか：MedMARx^{SM}は医療従事者，医療機関，患者から報告を受けます。1998年の導入以来，900以上の医療施設が63万件以上の医薬品の投与におけるエラーの報告を行ってきました〔私信：全米患者安全財団（National Patient Safety Foundation）電子メールリストサーブ編集者，J. Silverstoneより，2004年4月20日〕。現在では，毎月おおよそ2万件の報告（私信：D. カズンズより，2004年5年19日），つまり900ある医療施設のそれぞれについて1カ月当たり約20件の報告を受けています。

どのように報告するか：報告はウェブサイトを介して電子的に直接提出することができ，また，電話，郵便，ファックスでも提出できます。

分　析：報告はデータベース化され，検索したり，集計，分類，相関関係を調べたりするために用いられます。

結果への対応，普及，活用：USPはMedMARx^{SM}におけるエラーを分析して，年次要約を報告しています。USPによって集められたデータベースは米国食品医薬品局（FDA）に提供されています。USPはこれらのデータを用いてさらなる改善策を研究するために，米国医療研究品質機構（AHRQ）との研究協力を行っています。

　より詳しい情報は，www.medmarx.comへ。

References

1) National Patient Safety Agency *National Reporting and Learning System Dataset*（http://www.npsa.nhs.uk/dataset/dataset.asp. accessed on 9 November 2005）
2) Runciman WB. Lessons from the Australian Patient Safety Foundation：setting up a national patient safety surveillance system - is this the right model？*Quality and Safety in Health Care* 2002；11：246-251.

第6章 成功する報告システムの特性

> **重要なメッセージ**
> 患者安全を高めることに成功する報告と学習のシステムは，以下の特性を備えているべきです。
> - 報告することが，報告する個々人にとって安全であること
> - 報告することが，建設的な対応につながること
> - 専門家の意見と適切な財源が，報告の分析を有意義なものにするために使えること
> - ハザードに関する情報と改善勧告を普及させることができるような報告システムであること

　報告システムの成功の度合いを判断する究極の尺度は，そこでの情報が患者安全の改善に適切に使われているか否かにあります。そのやり方は，システムを運営する者の意図によって大きく異なります。学習を目的としたシステムと説明責任を目的としたシステムは，どちらも間違いから学ぼうとする点では同じですが，後者についてはこれに加えて次の事柄，すなわち，傷害予防のための既知の方法（ルールや安全な医療行為）が守られているということや，新たなハザードが露見したときすぐに対処されているということを確かめたいという世間の関心を満たすことが求められます。そのために，以下に述べるコンセプトを満たす必要があり，とりわけ機密の保護と独立性が重要です。

　患者安全に関する報告システムとして成功するものは，次の特性を備えています。
- 報告することが，報告する個々人にとって安全でなければなりません。
- 報告は，それに対して建設的な対応と意義のある分析がなされて初めて価値があります。
- 学習を進めるには専門家の意見と適切な財源が必要です。報告を受け取った機関は，情報を広く知らしめ，改善のための勧告を行い，解決法の開発について報じることができなければなりません。

　表1は，患者安全に関する報告システムが成功するために必須であると，さまざまな著者が一致して挙げる特性の一覧です[1]～[4]。これらの特性の多くは，医療界〔例えば，医薬品安全使用研究所（ISMP）〕や他の産業，とりわけ航空業界における長年の経験から導き出されたものです。これらの必須の特性について以下に検討します。

非懲罰性

　患者安全に関する報告システムが成功する上でもっとも重要な特性は，そのシステムが懲罰を伴ってはならないことです。報告者とその事例にかかわった他の人々のいずれについても，報告したために罰せられることがあってはなりません。公的システムでは，この要件を満たすことがもっとも難しいことです。というのは，世間一般の人々は個人が咎められるべきであると考えがちであり，「犯人」を罰すべしとの強い圧力が働きかねないからです。おそらく一時的に感情的な満足は得られても，このやり方では必ず失敗に終わります。隠すことができるエラーについて

は，誰も報告しなくなるだろうからです。報告者を非難から守ることは国レベルのシステムとして重要です。これを行う最善の方法は，報告内容を守秘することです。

秘匿性

患者と報告者の身元は，いかなる第三者にも決して洩らされてはなりません。医療機関のレベルにおいては，訴訟で使われ得るような公開される情報は作成しないことで秘匿性を保ちます。歴史的には，秘匿性のほころびが公的あるいは私的な報告システムにおいて問題になったことはありませんが，情報が開示されることへの懸念は，多くの自発的な報告プログラムにとって，報告を妨げる大きな要因となります[5]。

独立性

報告システムは，その結果に関係のある報告者や医療機関を罰する権限を有するいかなる官庁からも独立していなければなりません。政府内にある報告を受ける機関と懲戒機関との間に「ファイアウォール」を設けるのは難しいことですが，報告の前提となる信頼性を維持するためにそれは不可欠なものです。

専門家による分析

報告は，その事例が起こった臨床現場をよく理解し，その背後にあるシステム要因を見きわめる訓練を受けた専門家によって，吟味されなければなりません。データを集めても分析をしなければほとんど価値がないのは明らかですが，政府が行っている報告システムにもっともよくみられる失敗は，報告することを求めてはいても，その報告を分析するのに必要な資源を手立てしていないことです。膨大な数の報告が箱のなかやコンピュータに入れておくだけのために集められています。専門家の意見は，いかなる報告システムにおいても主要で必須の投資すべき要件です。

信頼性

勧告された内容が現場に受け入れられ実行に移されるためには，独立性が必要であると同時

表1　成功する報告システムの特性[7]

非懲罰性	報告者は，報告したために自分自身が報復されたり，他の人々が懲罰を受けたりすることを恐れなくてよい。
秘匿性	患者，報告者，施設が決して特定されない。
独立性	報告システムは，報告者や医療機関を処罰する権力を有する，いずれの官庁からも独立している。
専門家による分析	報告は，臨床現場をよく理解し，その背後にあるシステム要因を見きわめる訓練を受けた専門家によって，吟味される。
適時性	報告は速やかに分析され，勧告の内容はそれを知っておくべき人たちに速やかに周知される。深刻なハザードが特定されたときには特にそうである。
システム指向性	勧告は，個々人の能力を対象とするよりもむしろ，システムやプロセスあるいは製品を変えることに焦点を絞っている。
反応性	報告を受ける機関は勧告内容を周知する能力を有している。報告する医療機関などは，勧告の内容を責任をもって実施する。

に，報告された情報内容を分析できる専門家の関与が必要です。

適時性

報告は遅滞なく分析されなければならず，勧告の内容はそれを知っておくべき人たちに速やかに周知されなければなりません。深刻なハザードが特定されたときには，それについて速やかに示さなければなりません。例えば，医薬品安全使用研究所（ISMP）は，薬剤に関する新たなハザードを見い出したときには，定期刊行物に掲載して速やかな警報の発信をしています。

システム指向性

勧告の内容は，個々人の能力を対象とするのではなく，システムやプロセスあるいは製品を変えることに焦点を絞るべきです。このことは安全の鉄則であり，どのような報告システムからであれ，そこから得られた勧告の本質はこの鉄則を踏まえていなければなりません。これの基となる考え方とは，たとえ個人のとんでもないエラーであっても，それはシステムの欠陥に起因するものであり，そのシステムの欠陥が矯正されなければ，別のときに他の人によって再び繰り返されるということです。

反応性

広範なシステム変更につながるような勧告内容とするためには，報告を受ける機関は効果のある勧告を作成し周知させることができなければなりません。また，勧告を受ける機関は勧告内容を実施することを明言しなければなりません。よい例はイギリス（イングランドとウェールズ）の国立報告・学習システム（NRLS）であり，国家患者安全局（NPSA）が新しい解決法を開発し，その報告・学習システムを通じて周知しています。

以上，特徴的な項目のいくつかはオーストラリアのランシマン教授が国レベルの報告ならびに学習システムとして提案した属性のなかに含まれています[6]。それらは次のようなことです。

- 患者安全に関する調査について調整する独立した組織
- 患者安全と調査に関するシステムについて合意の得られた枠組み
- 合意の得られた共通の基準と用語の統一
- 単一で，かつ臨床に役に立つ，医療における有害事象の分類方法
- 利用可能な全ての情報源から得られ，かつ医療行為の全領域を包含できる情報についての国レベルでの集積
- 地域，国，ないし国際レベルで優先事項を設定できる仕組み
- 患者，社会，医療従事者，医療施設の権利を斟酌した公正な制度
- 「説明責任を果たすこと」と「システムについて学習すること（system learning）」とを切り分ける手続き
- 報告者の匿名性が守られる権利と法的な（免責）特権
- 迅速なフィードバックと行動の根拠に結びつくシステム
- 全ての関係者に関与させ情報を共有する仕組み

References

1) Cohen M. *Discussion paper on adverse event and error reporting in healthcare.* Institute for Safe Medication Practices, 2000.
2) Cohen M. Why error reporting systems should be voluntary. *British Medical Journal*, 2000, 320 : 728-729.
3) Gaynes R et al. Feeding back surveillance data to prevent hospital-acquired infections. *Emerging infectious diseases*, 2001, 7 : 295-298.
4) Billings CE. The NASA aviation safety reporting system : lessons learned from voluntary incident reporting. 1998. *Enhancing Patient Safety and Reducing Errors in Health Care.* Annenberg Conference, Rancho Mirage, CA.
5) O'Leary D. Testimony before the House Committee on Ways and Means. *House Committee on Ways and Means*, 106th Congress, 2000.
6) Runciman WB. Lessons from the Australian Patient Safety Foundation : setting up a national patient safety surveillance system - is this the right model ? *Quality and Safety in Health Care*, 2002, 11 : 246-251.
7) Leape, L.L. Reporting adverse event. *New England Journal of Medicine*, 2002, 347 (20) : 1633-1638

第7章　国レベルでの有害事象報告と学習を目的としたシステムに関する必要条件

> **重要なメッセージ**
> 全ての報告システムは，そのシステムが単純か複雑かにかかわらず，以下の項目を満たしていることが必要です。
> - 目的が明確であること
> - 報告者が明確化されていること
> - 報告する内容が明確化されていること
> - 報告を受理し，データを管理するための仕組みがあること
> - 分析のための専門知識が得られること
> - 報告に対応することができる能力があること
> - 報告事象を分類して，意味あるものにするための方法があること
> - 得られた知見を周知させることができる能力があること
> - 技術的な基盤とデータの保護ができていること

　国レベルで有害事象の報告と学習とに関するシステムを構築するかどうかを決める前に，それぞれの国は①システムの目的が何か，②報告に対応する機能を有することができるかどうか，そして③必要となる人的物的資源はどのようなものか，について慎重に考えることが求められます。また，報告されるべき内容と集められるべきデータの範囲を決定することも重要です。
　付2は，報告システムを構築するときに考慮すべき事項に関するチェックリストです。

目　的

　理想的には，報告システムの目的は，患者安全プログラムの必要性を認識することから生まれるものです。報告は，患者安全に関する情報を得るための手段です。国レベルの報告システムは，患者安全に関する公共政策を前進させるためのツールとして有用であると考えられています。それは，医療の質を向上させ，エラーを防ぐためのプログラムの延長線上になければなりません。効果的であるためには，報告の分析から得られた教訓が，患者安全を高める政策と診療において改善を進め，かつ周知させる仕組みへとつながっていかなければなりません。
　報告システムは，改善することに対する関与が弱い場合や，患者安全を担当する機関のような，改革を実施することができる基盤がない場合には，ほとんど価値がないでしょう。平たく言うなら，実際に役立つ対応システムを開発することのほうが，報告システムそのものよりも重要です。仮に患者安全を進めることに強い関心があり，多少の基盤があったとしても，実際それに対応するだけの人的物的資源がなければ，報告システムに代わる別のやり方で問題のある領域を特定するほうがよい場合もあります（第4章参照）。

対応する能力

あらゆる報告システムは、システムが単純であろうと複雑であろうと、一定の能力を有していることが必要です。その能力には、報告を受け取って、データを管理するための仕組みがあること、付加的な情報を得るための能力をある程度有していること、技術面での基盤が整備されていること、有害事象を分類するための方法、分析するための専門知識、そして見い出した知見を普及させることができることなどが挙げられます。

情報収集とデータ管理の仕組み

報告を受理し、入力して、分析をした後に、見い出した結果を周知させる最適な方法は、個々の報告システムの目的や焦点によってさまざまです。例えば、項目入力は分析するという点では便利ですが、状況の詳細は文章入力のほうが明確です。電話による個人的接触や文書による報告を読むという方法であれば、報告を受け取る側はそれぞれの報告に関与できる一方で、直接的に電子媒体を用いて送信するというスタイルであれば、データベースへの入力などが容易に行うことができます。報告システムの主たる目的を常に念頭に置き、利用可能な技術面での支援と、正味の人的物的資源とについて考えれば、システムを開発する立場からどの方法がもっとも適切かを判断しやすくなります。

報告が郵便、電話またはファックスでなされる場合には、それを受ける最前線のスタッフは、初期分類や優先度に応じた仕分けができなければなりません。スタッフは、報告を直接データベースに入れてよいか、または、報告の内容をよく理解するために内部の専門家へ転送すべきかについて判断するように求められる場合もあります。

人が報告を受け取る方法のメリットは（自動データ転送と対照的に）、スタッフが特定のタイプの事象について報告が繰り返されていることを認識したうえで、統計学的な傾向を確かめるためにデータベースを検索できることです。このような方法で報告を受け取る報告システムにおいては、各報告書に記載されている情報を体系化するためにデータ入力を行い、データベースの統合を管理していくための人的物的資源が求められます。

調査する能力

もっぱらハザードを見い出すことのみに焦点を当てた単純な報告システムであっても、その報告事例の追跡を支援し、報告者へのフィードバックを行い、必要なら限定的でも調査をすることができるような人的物的資源がなければなりません。より精巧なシステムであれば、事象の詳しい発生状況を解明したり、事象の背景にある臨床上の問題点やシステムの欠陥が何なのかを検証するためにシステム分析や他の方法を選択したりすることができると思われます。そのためには、報告者とのさらなる意見交換や現場での調査が必要となるかもしれません。この作業を担当する専門家は、臨床的な状況についてのみならず、潜在的な問題を同定するためのシステムに関する原則についても十分に精通し、その事象から得られる本質的な教訓を抽出しなければなりません。

技術的基盤

　報告システムを支援するために必要とされる技術的基盤は，非常に単純である場合と，非常に精巧である場合とがあります。電話，郵便またはファックスを使用する報告システムは，最低限の方法として内部あるいは外部の専門家との情報交換を行い，データベースの調査を経て報告書を作成していきます。ウェブベースのシステムは報告者にとって使いやすく，スタッフがデータ入力をする必要もありません。入力された報告をデータベースに落とし込む技術的基盤は，標準的な入力フォーマットを準備することにより容易に実現できます。

　結局のところ，全てのシステムは，書類によるか，オンラインで報告するかを問わず，利用者に対して，必要に応じて技術的な支援をすることが求められます。

報告事象の分類方法

　どのような分類システムを使用すべきかを決定する重要な因子が3つあります。
- 報告システムの目的は何か，求められる情報のタイプはどのようなものか，およびデータ収集の目的を達成することができるような分類の仕組みがどのようなものかということ。
- 得られるデータの性質はどのようなものかということ。つまり，背景となるシステム上の原因が報告されなければ，分類の仕組みそのものに入ってこない可能性があるからです。
- 財源や人的資源の確保。精緻な報告システムにはしっかりした専門知識が必要で，費用がかかることを念頭に置く必要があります。

　あらかじめ特定された有害事象について報告するシステムでは，事例を簡単なカテゴリーに分類するだけの最小限の分類ですみます。そのようなシステムを使用すると，集計をしたり統計的な傾向を見い出したりすることはできますが，さらなる分析をする機会はまず得られません。

　より高度な分類方式には，原因因子，重症度，再発の確率，回復に関する情報などといった各種の項目が含まれています。理想的なシステムでは，寄与因子（分類体系に関する詳細な議論については，第3章参照）に関する情報も得て，分類が進められます。

専門家による分析

　これまで知られていない，新たなハザードを見い出し認識するにしても，または重大な有害事象の背景にある共通の根本原因を抽出するとしても，全ての報告システムは報告された事象の内容や事象の生じた状況を理解している専門家を必要とします。専門家は，報告が傾向分析の対象とするだけでよいか，より詳細な情報を得るために報告者に対してフォローアップする必要があるか，現地調査を開始しなければならないか，医療機関に対して警告を発すべき新たなハザードかどうかについて判断します。

　有益な勧告を行うためには，報告によって浮かび上がった問題に対して，診療上の懸念や臨床的な意味，システムに関する問題や可能な予防対策について理解している専門家がいなくてはなりません。結局のところ，山のような報告から集められた知識を，質向上への実践に結びつけることができるような有意義な勧告へと換えることができるのは，専門家であるということです。

知見と勧告を周知させる能力

　報告システムがその使命を果たすために，報告を受け取った側は，報告者にフィードバックをしなければなりません。報告書，ニューズレター，通信または警報の役割は，集積された報告の意味をわかりやすく整理して有意義なテーマとして抽出したり，有害事象を予防するために提唱すべき対策を同定したり，政策担当者に問題を知らせたり，解決策やベストプラクティスを放送したり，あるいは製薬会社，医療機器メーカーまたは医療提供者に新しいハザードを知らせたりすることです。これらを実行するには，報告書を作成するスタッフと，報告書を広く普及させることができる仕組みとが必要です。後者の仕組みによって，広範囲に郵便を送ったり，メディアに発信したり，ニューズレターや電子速報を作成したりすることができます。

　より高いレベルでは，報告システムから見い出された知見が，適切な担当官庁により作成され，実施される新しい先駆的な安全対策へと伝達されていきます。例えば，イギリス（イングランドとウェールズ）の国立報告・学習システム（NRLS）は，国家患者安全局（NPSA）に対して情報と勧告内容を提供します。後者はそれらを元に解決策を実現するための計画を進め，そのためのキャンペーンを行います。

　報告システムの有効性は，究極的には臨床的なアウトカム（結果）の向上であるべきですが，中間的な評価としては，報告を分析することによって生まれた改善勧告の数が指標となります。

情報の保護に関する問題

　医療機関の内部における報告は，たくさんの細かな内容があり，関係する人々を特定することが可能な情報も含まれていますが，外部への報告においては，そのような情報は患者，医療従事者，報告者を保護するために削除され，匿名化することが重要です。無許可のアクセスから機密を保護するために，データセキュリティシステムが導入されていなければなりません。これには，報告受理時における，またはその後の調査における匿名化のプロセスも含まれています。鍵のかかる箱や「ファイアウォール」は，他の関係者や機関との間でうっかりデータを共有してしまうことから情報を保護するために必要となります。データの暗号化は，ウェブベースでの報告システムにとって不可欠です。データ保護に関するシステムには，機密保持違反を特定できる仕組みも必要です。

第8章　WHO加盟各国への勧告

1. 有害事象の報告と学習システムは，背景にあるシステム要因を明らかにするためにさらなる分析と調査を行い，エラーやハザードを特定することにより患者の安全性を向上させることを主な目的とすべきです。
2. 有害事象の報告と学習システムの構築にあたっては，それらに責任のある部局は以下について明確にしておくべきです。
    - システムの目的
    - 誰が報告するのか
    - 何を報告するのか
    - 報告を受理し，データを管理する仕組み
    - 分析を行う専門家という人的な投資
    - 報告への対応
    - 報告事象を分類し，意味のあるものにする方法
    - 得られた知見を周知させる方法
    - 技術的な基盤とデータの保護
3. 医療従事者と医療機関に対して，患者安全に関する情報や事象について広範囲にわたって報告することを奨励しなければなりません。
4. 有害事象，ニアミスや他の患者安全に関することについて報告した医療従事者が，報告したことをもって罰せられることがあってはなりません。
5. 報告システムは，報告者を罰する権限を有する，いかなる組織からも独立していなければなりません。
6. 報告者の身元について，通常，第三者に明らかにしてはなりません。
7. 報告された事象について，時宜を逸することなく分析しなければなりません。
8. 報告された事象は，それに関する臨床的な状況と治療プロセスとについて理解していて，事象の背景にあるシステムエラーの原因を識別する訓練を積んだ専門家によって分析されなければなりません。
9. 報告を受ける機関は，勧告を作成し，周知させる能力をもっていなくてはなりません。報告システムに参加している医療機関は，勧告の内容を可能な限り実行することについて同意していなければなりません。
10. 予防するための方策に関する勧告については，早急に周知されなければなりません。重大なハザードが見い出された場合には，特にそうです。

付1　医学研究所レポート『過つは人の常』からの抜粋

『To Err Is Human：Building a Safer Health System』(2000)^{訳注4} より許可を得て転載
Reprinted with permission from（To Err Is Human：Building a Safer Health System）©（2000） by the National Academy of Sciences, courtesy of the National Academies Press, Washington, D.C.

^{訳注4} 米国医療の質委員会／医学研究所『人は誰でも間違える—より安全な医療システムを目指して』（日本評論社）として翻訳されている。

エラーはなぜ起きるのか？

　エラーが発生したときには，エラーを犯した人をみつけて，その人を責めることが真っ先に行われます。しかしながら，一見したところ1つの事象あるいはエラーに見えるものであっても，しばしば複数の要因が関与しています。個人を非難しても，これらの要因が変わらなければ同じエラーが繰り返されることになります。エラーを予防し，患者のために安全性を向上させるためには，エラーの発生に寄与している状況を修正することを目的としたシステムアプローチを必要とします。医療業界で働いている人々は，あらゆる業界のなかでもっとも，献身的に働いている人たちです。問題は人々がよくないのではなく，システムをより安全にする必要があるということです。

　この章は2つの重要な領域をカバーします。第一に，いくつかの重要な用語を定義します。患者安全の問題について議論をする上では，合意された用語集がないので用語の定義は重要です¹⁾。第二に，この章では，そしてこの報告全体としても，システムをどのようにしてより安全にすることができるかについて強調しています。つまり，「腐ったリンゴを取り除く」ことや，あるいは医療行為について能力の劣る個人に焦点を絞っているのではありません。根底にある前提として産業界における安全面での持続的で広範な改善は，システムとしてのアプローチを通して達成できるということです。

　結局のところ，注意しなければならないことは，入院患者や医療施設で発生した事例がしばしば引き合いに出されますが，エラーは全てのいかなる状況でも発生するということです。この章で紹介される考え方は外来治療，在宅ケア，地域薬局，あるいは医療が行われる他のいかなる環境においても適用できます。

　この章では，患者安全に関する一連の定義と概念を示すためにケーススタディを使っています。ケーススタディを示した後で，何がシステムを構成するのか，事故がどのように起こるのか，ヒューマンエラーがどのように事故の要因になるのか，そしてこれらの要素が，どのようにより広い意味での安全の概念に当てはまっていくのかを明らかにしています。ケーススタディは概念のいくつかを説明するための参考になるでしょう。その次に，ある種のシステムが他のシステムより事故に陥りやすいかどうかについて吟味します。この章の最後に，人的要因についての研究の短い考察を経て，医療界が安全について他の産業界から何を学習することができるかについて要約します。

なぜ事故は起きるのか？

スリーマイル島の原子力発電所事故，あるいはスペースシャトルのチャレンジャー号事故のような重大事故は，人々の注目を集め，新聞の一面を飾ります。医療事故は通常そのときに一個人に被害をもたらすだけなので，他産業の事故のように目立ちませんし，劇的でもありません。ベッツィー・リーマン（化学療法の過量投与で死んだ『ボストン・グローブ』紙記者）やウィリー・キング（患側でないほうの下肢が切断された）[2]のような有名人の医療事故は例外で，ほとんどは知られることがありません。しかしながら，事故は実はシステム自体の問題の現れです[3]。事故とはシステムが破綻し，その結果，被害が発生したことを表しています。

ここで述べられている考え方は，チャールズ・ペローやジェームズ・リーズンらによる仕事に大きく依存しています。スリーマイル島事故に関するチャールズ・ペローによる分析は，システムがどのように事故を起こすか，あるいは事故を防ぐのかについて明らかにしました[4]。ジェームズ・リーズンは，多数の事故を分析することにより，システムの役割や事故における人の関与について深く洞察を進めました[5]。すなわち『システムとは共通の目標を達成するために相互に作用し，相互に依存している基本的要素の集合である。その基本的要素には人的な要素と，非人的な要素（機器やテクノロジーなど）とがある』というものです。

システムには非常に大きく，広範囲に及ぶものもあればより局在化したものもあります。医療では，システムと言ったとき，それは連携した医療提供システムであったり，統括本部を有するような多病院システムであったり，あるいは広い地域にわたって展開している，異なる機能を有する多数の協力医療機関などで構成される実質上のシステムであったりとさまざまです。一方，手術室あるいは分娩室も同じくある種のシステムです。さらに，一つのシス

患者安全にまつわる一実例

輸液装置とは，薬剤を含んだ溶液を患者の静脈内に投与する医療機器です。ある患者が心臓手術を受けていました。この患者には高血圧があり，そのことを手術スタッフも知っていました。

手術準備に際していつものように，一人の看護師が3つの異なった輸液装置を組み立てました。この看護師は手術室において，新しいメンバーとしてチームに所属したところでした。つまり，数週間前からこの病院で働き始めたところでした。チームの他のメンバーたちは少なくとも6カ月間前から一緒に働いていました。この看護師は，準備している輸液装置の1つがこれまで彼女が使っていたものとは少し異なったセットであったので，非常に注意深く準備しました。

それぞれの輸液装置には手術の間に使われる予定の，それぞれ異なった薬液がセットされました。それぞれの薬液に対して，各輸液装置に投与速度（cc/時の単位で）を設定しなければなりませんでした。3種類の薬液投与はそれぞれ異なった濃度で，それぞれ正しい投与量の計算が必要でした。正しい投与速度が「cc/時」で輸液装置にプログラムされました。

手術に際して輸液装置をモニターしながら使う麻酔科医は，看護師が輸液装置の準備を完了している間に手術室に到着するのが常で，手術開始前に輸液装置の設定のチェックを終了していることが可能でした。しかし，その日の朝，麻酔科医は前の手術が遅れてしまい，手術室に駆け込む状況でした。彼が手術室に到着したときは，手術チームの他のメンバーはみな，すでに手術を始める準備ができていました。麻酔科医はセットアップされた輸液装置をちらっと見て，看護師が記載したチェックリストもさっと確認しました。

3つの輸液装置のうちの1つは，手術のはじめから開始されました。手術の半ばで，患者の血圧が上昇し始めました。麻酔科医は，血圧を正常化し

テムは多数のシステムに属してます。例えば，手術室は外科の一部であり，外科は病院の一部であり，そして病院はより大きい医療提供システムの一部となっています。システムは規模，目的，構成員がさまざまであり，そのためにシステムの解析や理解は難しいものとなります。

> このケーススタディで，手術の際に使われたシステムの一つに自動化された薬剤投与システムがあります。このシステムの中には，医療機器があって，関与する人々がいて，人も機器も相互に作用しあっています。相互作用はまた，機器，手術室内での手順，医療機器と人々が機能を発揮する外科手術室に関する物理的な設計にも及び，システムはこれらすべてを含みます。

大きなシステムの破綻は，複数の欠陥が同時に思いがけない相互作用をすることにより発生し[6]，連鎖反応が起き，それにより欠陥がさらに大きくなり，そして進展していきます[7]。破綻の蓄積が結果として事故をもたらします。『事故とはある特定のシステムに打撃を与える事象のことで，その打撃によってそのシステムは現在の機能，あるいは将来の機能が破綻する』[8]ということです。

スペースシャトルチャレンジャー号の事故は，Oリング・シールの脆弱性，予想外に寒い天候，推進補助ブースターを密封する設計の信頼性，請負業者とNASA本体との役割変化などの複合した要因で起きました。個々の要素だけでは事故を起こしませんが，これらが集まったときに大きな災害となりました。ペローは破綻に至る潜在的な原因を明らかにする枠組みをDEPOSE（Design：設計，Equipment：機器，Procedure：手順，Operator：作業員，Supplies and Material：物品や材料，Environment：環境）と表現して

> ようと前もって準備されていた別の輸液装置で別の薬液の投与を開始しました。麻酔科医が1つめの輸液装置にセットされている静脈ルート内の滴下筒（ドリップチャンバー）をチェックすると何も落下していませんでした。そこで，静脈ルートをチェックしたところ，クレンメが閉まっていたのでそれを開放しました。この時点で，2番目の輸液装置から警報音が出て，チューブの閉塞もしくは通過障害のエラーメッセージが点滅していました。麻酔科医はこの輸液ルートもクランプされているのをみつけてクレンメを開放し，再開ボタンを押しました。その後，この2つめの輸液装置は問題なく薬液を注入し続けました。麻酔科医が1つめの輸液装置を確認すると，今度は輸液が全開で落下していて，投与過量になっていました。チームはみなで適切に対応し，患者にはそれ以上のインシデントが発生することなく回復しました。
>
> この事例は2週間後に病院の「合併症・死亡」症例カンファレンスに諮問されました。このカンファレンスでは，どうして事故が発生したのか，どのようにして再発を防ぐのかについて，病院スタッフが検討します。
>
> その結果，今回使用された点滴ルートは，輸液装置からとりはずされ破棄されていました。輸液装置は医療工学技術部門によってすでに検査されていて，正確に作動することが確認されていました。しかし，点滴ルートが正しく輸液装置に装着されていたのか，点滴速度が間違って設定されていたのか，途中で変更されたのか，あるいは装置が使用中に突然誤作動したのかどうかについては，同定することができませんでした。麻酔科医はクレンメを開放したときに，点滴が輸液装置で制御されずに全開で流れ落ちたことから，輸液ルートが正しく装着されていなかったと確信していました。一方，看護師は，麻酔科医が輸液を開始する前に，輸液システムを適切にチェックしていなかったと思っていました。麻酔科医も看護師も，点滴ルートが全開になって輸液が滴下されることのないような安全設計が輸液装置に備わっているのかどうかは知りませんでした。

います。若干の研究者は環境要因の評価として，組織の設計や特性もその対象としています[9]。

> 先の事例では，事故は手術の最中に行われた点滴投与における破綻でした。

　システムを破綻させるような複雑な偶然の一致を，事故の関係者が予知できることはほとんどありません。結果として，事故はいわば後知恵で検討されることになり，事象の結果を知ってしまうとその事象をどのように評価するかということについて影響します[10]。後知恵バイアスとは，事故が起きた時点ではみられなかったことや，あるいは理解されなかったことが振り返ってみると明白に見えることを言います。後知恵バイアスがかかると，事故の原因が単純化されてしまい，原因として1つの要素が強調され，多数の関与している要因が見落されることになり，事故を検証する人をミスリードします。もし事故についての情報が誰も完全な情報をもてない状況で，多くの関係者に広まると[11]，後知恵バイアスによって簡単に人は単純な結論に到達したり，ある特定の個人を非難したりしてしまい，何が本当に誤ちへと導いたのかもわからなくなります。

　他の産業でみられる多様なシステムと事故は，医療のなかでもみられますが，重要な違いがあります。他のほとんどの産業では，事故が起こると，労働者と会社とが直接的に影響を受けます。航空機の事故で，最初に事故にあうのはパイロットという諺があります。その意味で，医療において損害は第三者に起こることになります。患者が被害を受けても，医療従事者あるいは医療機関への影響はほとんどありません。さらに，損害は一時に1人の患者に及ぶだけで，全患者に及ぶことはないため，事故は顕在化されにくくなります*。

　どんな産業においてでも，事故に関するもっとも大きな要因の1つはヒューマンエラーです。ペローによる推計では，事故の平均60〜80％にヒューマンエラーがみられると言います。医療でも同様であると信じるに足る理由があります。すなわち，麻酔での分析によると，予防可能なインシデントのうち82％でヒューマンエラーが関係しており，残りは主に機器の不備が原因でした[12]。機器の不備が起きたときでさえ，事態はヒューマンエラーによってさらに悪化することがあります[13]。しかし，事故がヒューマンエラーのためであるということと，人を非難することとは同じではありません。人はさまざまな理由で間違いを犯し，予想できる範囲のものもあれば，予想できないものもありますが，このことについての詳細は次の2つの節で論じます。

エラーについての理解

　リーズンの業績によりエラーについてよく理解できるようになりました。リーズンによれば，エラーとは意図した結果を得るためになされる，一連の計画的な知的活動または身体活動の破綻であり，その破綻が偶然でないときにエラーと定義しています[14]。ここに「意図」が含まれていることが重要です。エラーは意図があったかどうか考慮することなしには考えられないとリー

＊公衆衛生学では医学用語としてaccident（事故）という言葉を使用せず，国際疾病分類（International Classification of Disease；ICD）に従って，unintentional injury（不慮の障害）に代えようとしている。しかしこの報告はaccident（事故）がinjury（障害）に至ろうと至るまいと特定の障害について論じたものではない。Institute of Medicine, Reducing the Burden of Injury, eds. Richard J. Bonnie, Carolyn Fulco and Catharyn Liverman. Washington, D.C., National Academy Press, 1999. を参照のこと。

ズンは言います。すなわちエラーを意図しなかった行為について議論しても意味がないということです。なぜなら，エラーの関与する破綻には2種類あり，1つは意図通りに行動されなかったもので，もう1つは意図された行動が正しくなかったものだからです。前者の場合は，望ましい結果となるかもしれませんし，ならないかもしれません。後者では，望ましい結果とはなり得ません。

リーズンは，スリップおよびラプスと，ミステイクとを区別しています。スリップやラプスは，行われた行動が意図したこととは違ったときに起こります。それは実行上のエラーです。スリップとラプスとの違いは，スリップは観察可能であり，ラプスが観察不可能ということです。例えば，ある設備の間違ったノブを回すのはスリップですが，記憶から思い出すことができないのはラプスです。

ミステイクにおいては，行動は計画通りに行われますが，計画した行動が間違っているので，意図した結果を達成できません。状況が間違って判断されたかもしれないし，その状態を把握する認識が欠如していたのかもしれません。ミステイクでは，元々の意図が不適切であり，計画に不備があったことになります。

医療では，スリップやラプス，ミステイクは全て重大であって，患者を傷つける潜在的な理由となります。例えば，医療におけるスリップとして，もし医師が適切な薬物を選んだとしても，本来の意図は1mgと書くところを10mgとうっかり書いてしまうようなものがあります。元々の意図が正しく（患者の状況から正しい薬物が選択され）ても，行動は計画通り行われなかったというわけです。他方，医療におけるミステイクには，診断が間違っていたために間違った薬を選択するというものがあります。この場合，患者の状態の評価を間違えたために，その後の計画した行動も間違っています。もし用語として「スリップ」と「ミステイク」を使うなら，「スリップ」を"軽い"間違い」として扱わないことが重要です。患者は「スリップ」でも「ミステイク」でも死んでしまいます。この医学研究所レポートでは，エラーは意図したことを達成するために計画したことを行動する際の誤り（例えば，実行におけるエラー），あるいは目標を達成するために立てた間違った計画（例えば，計画におけるエラー）と定義しています。患者の観点から見ると，医療行為が適切で安全に実施されるだけではなく，特定の病態に合った正しい介入であるべきです。この医学研究所レポートでは最初の関心事項として実行におけるエラーについて言及しました。その理由は，実行におけるエラーには，それ自体に固有の疫学，原因，改善策があって，いずれも計画におけるエラーとは異なっているからです。アメリカの医療の質プロジェクト（Quality of Health Care in America Project）の次の報告書（Crossing the quality chasm）では，あらゆる診療の質に関する問題にまで，つまり薬剤の過量使用，過少使用，誤使用にも踏み込んだ検討をしています[15]。

潜在的エラーと活性化エラー

人がどのようにエラーに関与するかについて考えるとき，活性化エラーと潜在的エラーとを区別することは重要です[16]。活性化エラーは，最前線で働く作業員のレベルで起こり，それらの影響はすぐに感知できます。これは，時にシャープエンド（鋭敏な先端）と呼ばれています[17]。潜在的エラーは，作業員が直接コントロールしにくい傾向にあるもので，未完成の設計，間違った設置，整備の不良，不適切な経営判断，未熟な組織といった事項が含まれます。これらはフラットエンド（鈍感な末端）と呼ばれています。パイロットの操縦そのものによる飛行機の墜落

は活性化エラーです。事前に発見できないような構造上の不備があり，それによって飛行機が航行中に不意に旋回して制御不能となり墜落してしまうのは潜在的エラーです。

> 先の事例でいうと，輸液装置から薬液が全開で滴下したことは活性化エラーです。

　潜在的エラーは，複雑なシステムにおいて安全性に対するもっとも深刻な脅威となります。なぜなら，それらは認識されないことがしばしばあって，多種多様の活性化エラーをもたらす原因となり得るからです。チャレンジャー号事故では寄与する事象について，9年間もさかのぼって追跡調査が行われました。スリーマイル島の事故では，潜在的エラーを2年さかのぼって追跡しました[18]。システムのなかで働いている人々にとって，潜在的エラーに気づくのは難しいと思われます。というのは，潜在的エラーはコンピュータ・プログラムの型通りの工程のなかや，組織の体制や組織の管理のなかに隠れているかもしれないからです。人々はシステムの設計に潜む欠陥に慣れてしまったり，その状況に折り合いをつけることができるようになり，しばしば潜在的エラーに気づかなくなるのです。

　ヴォーガンは，チャレンジャー号爆発事故に関する著書のなかで，行動の小さな変更が規範となり，正常の範囲が広がることによる「逸脱の正常化」が起こると，既定の逸脱がなされても気にならなくなると述べています[19]。多少とも変化した事象が受容されると，変化を見い出すきっかけが見落とされるか，あるいは間違って解釈されるかして，気づかない間にそれらが蓄積する状況となり，そこでエラーの下地が形成されます。

　エラーへの対応方法に関する最近の傾向として，活性化エラーに焦点を当て，活性化エラーの再発を防ぐために個人を罰し（例えば，解雇や訴訟により）再訓練や他の対応をとる傾向があります。懲罰という方法は，あるときには（例えば，故意の不正があれば）適切であるかもしれませんが，再発を防ぐ効果的な方法ではありません。大きなシステムの破綻が起こると，潜在的欠陥が意外な形で相重なって表出するので，後から見ると独特の事故のように見えます。同じ要因の組み合わせは再び生じる可能性が低いので，活性化エラーを対処しても，システムを安全に保つには無効です[20]。

> われわれが学んだ先の事例で，多くの潜在的な破綻が存在していました。
> - 多数の輸液装置がこの心臓外科手術の間に同時に使われました。3つの装置が準備され，それぞれのセットアップに多くの手順を必要としました。装置の組み立ての，どの段階が不具合に陥っても，システム全体を破綻させてしまう可能性がありました。
> - 3つの異なった薬剤は，この患者にとってそれぞれ正しい用量で，輸液装置のプログラムに入力されなければなりませんでした。
> - 麻酔科医にとって手術の前に装置をチェックする時間が十分に確保できなかったのは，手術室における手術予定の組み立て方に問題があった可能性があります。
> - 新しくチームに加わった看護師が，チームのメンバー間における「いつもの」流れ，なかでも麻酔科医と，装置を準備した看護師との間におけるコミュニケーションを，中断したかもしれません。看護師と麻酔科医の間に，手術開始前の，標準化されたチェックリストはありませんでした。

> ● 看護師が少し異なった型と感じた装置を自ら組み立てていたのですから，新しいチームの一員への訓練が不十分であったかもしれません。新たに入職した看護師として，彼女は手助けを求めることをためらったかもしれませんし，誰に尋ねるべきかを知らなかったかもしれません。

　活性化エラーにのみ焦点を合わせ，システムのなかに潜在している欠陥をそのままにしていると，これが蓄積し，実際にシステムが将来破綻してしまいます[21]。活性化エラーが起こるたびにそれを最小化しようと努力することよりも，潜在的な欠陥を発見し，それを修正して，欠陥の持続期間を減少させることのほうが，安全なシステムを構築することにおいて，より大きな効果を発揮する可能性があります。

> 　先の事例への典型的な対応は，装置を適切に組み立てる方法について看護師を再教育することでしょう。しかし，これでは，装置の設計，医療チームの管理やチーム内のコミュニケーション，手術予定を組む上での問題点，新しい職員への教育などに含まれる弱点の改善には至らないでしょう。というわけで，輸液のフリーフロー（全開で滴下すること）に関するエラーは再発すると思われます。

安全な医療への理解

　この章の大部分はこれまでのところペローのノーマルアクシデント理論に基づいています。つまり，事故はそもそもある種のシステムにおいて避けられないというものです。めったに起きないとしても，複雑で高い技術系の産業において，事故は"ノーマル（日常）なもの"なのです。事故とエラーの原因に関する研究とは対照的に，軍の航空母艦や化学合成産業のような，特定の産業についてその信頼性を高めている特性に注目した研究者もいます[22]。高信頼性理論によれば，優れた組織作りと管理とによって事故を防ぐことができます[23]。高い信頼性をもつ産業が有する特徴には，安全に対する組織的な取り組み，余裕のある人員配備と何重にも張りめぐらされた安全対策があり，そして継続的な学習と改革への意欲に裏づけされた強い組織文化が挙げられます[24]。正しい行動とエラーとは「硬貨の表裏」と同じであるということができます[25]。事故は起こるかもしれないけれども，システムがより安全であるよう設計されるなら事故の頻度はきわめて少ないものにできます。

　全米患者安全財団（National Patient Safety Foundation）は患者安全を定義して，医療に関するプロセスが原因で患者に生じる有害な結果や傷害について，それらを回避し，予防し，改善することであるとしました[26]。安全は，そこに関与する人，機器，部門個々の問題ではなく，システムを構成するさまざまな要素の相互作用によって作られます。特に製薬の安全性を研究する立場から，安全とは，治療の利益を最大にしつつ，リスクを減らし，害を排除することであるという考え方が打ち出されています[27]。すなわち，利益はリスクに関連しているということです。他の専門家も同様に，安全性を相対的な概念と定義しました。ブリュワーとコルディッツによれば，有害事象をどれくらい許容できるかは，患者が抱える疾病の重篤度と利用可能な治療法によ

ると言います[28]。しかしながら，本委員会の関心は，治療法に対する患者の反応ではなく，むしろ安全に医療を実施できるシステムの能力に向けられました。その視点に立つと，安全は，確保することができて，かつ確保すべきレベルというものがあると委員会は考えています。安全は時間をかけて継続的に進化していくという意味では，相対的な概念です。そしてリスクがいったん認知されると，直ちにそのリスクは，安全確保のために満たすべき要件になります。

　安全とは単にエラーがないということではありません。安全については以下のように多数の次元よりなっています。

- 医療は複雑かつ危険であり，改善策はより広いシステムという脈絡のなかで見い出されるという認識
- ハザードを識別し，評価し，最小にするとともに，継続的に改善していく一連のプロセス
- 医療におけるエラーが減少し，リスクやハザードが最小になることより示される成果[29]

　この報告書においては，安全性とは偶発的な傷害を防ぐことと定義されています。この単純で直接的な定義の意味するところは，患者の視点から見た安全の主たる目標が，事故による傷害を防止することにあるということです。安全な環境ができれば，事故の起こる危険性は小さくなります。環境を安全にするということは，医療提供のプロセスに目を向けて，プロセスにおける欠陥を減らす，あるいは実践すべき医療行為からの逸脱を少なくすることです。すなわち，患者安全を確保するということは，患者への医療行為の信頼性を高めることのできる運営システムと医療プロセスとを確立することなのです。

どのようなシステムが事故に陥りやすいか？

　事故は，ある種のシステムにおいて，より高い可能性で起こります。実際に事故が起こると，システムの設計に内在していた欠陥が白日の下にさらされます。システム設計の根本的な目的は，事故やエラーを起こりにくくすること，そして，それらがもし起こっても損害を最小にすることでなければなりません[30]。

　ペローはシステムを2つの重要な次元で説明しています。1つはシステムの複雑性で，もう1つは「密」ながちがちのシステムか，あるいは「疎」な融通の効くシステムかという結合性（カップリング）です[31]。より複雑で，かつがちがちの密結合システムでは，事故に陥りやすいので，信頼性をより高く設定しなければなりません[32]。複雑な密結合システムから「予期しない嫌なことが起こる」とリーズンは言っています[33]。

　複雑なシステムでは，システムの1つの構成要素が多数の他の構成要素と相互に作用し，それは時に予想外であったり，見えなかったりします。全てのシステムが相互に作用する多くの部分をもっているということは，1つの部分が多くの役割を担っていることになり，1つでも破綻するとその部分に依存する全てのシステムが同様に破綻してしまうという問題が起こります。すなわち複雑なシステムは機能分化と相互依存とによって特徴づけられます。また，複雑なシステムには多数のフィードバックループがあって，情報を間接的に受け取る傾向がみられます。そして機能分化しているので，人やその他の資源について，他の人や他の資源で置き換えられたり再配置させたりする余地はほとんどありません。

　複雑なシステムとは異なり，単純な線型のシステムでは，通常の慣れた生産プロセスに沿って，予想される範囲での相互作用が起こります。ここではシステムの1つの構成要素は，その直前の構成要素，およびそれに続く構成要素と作用しあいます。線型のシステムではサブシステム

が全体のシステムから分離し，フィードバックループも少なく，容易に入れ替えが可能な（機能分化が少ない）傾向がみられます。

複雑性の例としてはコンピュータの2000年（Y2K）問題があげられます。システムの1つの部分の不具合によって，他の部分が期せずして機能不全に陥ることがあります。しかも影響を受ける可能性のある，相互に関連するプロセスの全てが目に見えるわけではありません。そしてまた，複雑性とは，長年培われた生産プロセスを変更するときに注意深くしなければならない理由でもあります[34]。例えば，仕事がチーム横断的に行われている場合に，その作業プロセスを変更，停止しようとしてはじめて，そのプロセスにおいていかに多くの作業が相互に作用しあっていたかがわかります。

結合（カップリング）とは，機械的な用語で，2つの物の間で緩みや緩衝が存在しないことを意味します。がちがちに連結した大きなシステムには，より強く固定された時間依存性のプロセスとそれらの順序（ちょうどyが今行われたxに依存するように）が含まれています。この場合，目標に達するために1つの方法しかないことがしばしばあります。密結合のシステムと比較して，疎結合のシステムではプロセスが遅延しても耐えることができて，一連の生産プロセスを指示しなおすことができ代替の方法や資源を使うことができます。

全てのシステムには線型の相互作用が存在しますが，いくつかのシステムではこれに加えて，さらに複雑な相互作用を含んでいるものもあります。複雑な相互作用は，作業員を混乱させるので事故の原因となります。密結合のシステムでは，問題が急速に混乱し，エラーを阻止し損なったり，事故からの迅速な回復が妨げられたりするのでやはり事故の原因となります[35]。このように複雑性と連結性のために，小さいほころびでも大きい事故に発展するのです。

> 先のケーススタディでは，輸液装置は複雑で密結合のシステムでした。複雑性は，同時に3台の輸液装置を，非常に近接して配置し用いたこと，そしてそのなかの2台が同時に問題を起こしたことから生じています。システムのがちがちな状態は，3台の輸液装置をそれぞれ組み立てる段階から始まって，正確な投薬量を算出し，複数の輸液装置を手術中に稼動させ，アラームで対応するまでを含む，このようなシステムが正しく作動するように準備する段階に起因しています。

正式な報告文書はないものの，ペローは原子力発電所，核兵器の操作や航空機が，複雑でがちがちのシステムであると考えました[36]。多数のプロセスが同時に作動していて，1つの箇所での破綻が他の箇所の破綻を招くのです。ダムの管理や鉄道輸送は稼動ステップが緊密に連動しあっているのでがちがちのシステムですが，各ステップに予想できない相互作用がほとんどないことから線型のシステムということができます。大学は複雑なシステムであると考えられていますが，それぞれの部門の結合が緩く，ある分野でなされた決定の波及範囲はその分野内に限定されています。

ペローは医療についてシステム上の分類はしませんでした。しかし他の研究者は，医療は複雑で密結合のシステムであると提唱しています[37]。救急室，外科手術室，あるいは集中治療室での仕事は複雑でがちがちなシステムの典型例です。そのために，医療サービスの提供は事故を起こしやすい産業として分類してもよさそうです[38]。

複雑で密結合のシステムは信頼性のより高いものでなければなりません[39]。より高い信頼性

を有するシステムを構築していることが有利な点として，1つには，なんらかの破綻があってもそれに対してより多くの防御機構を組み入れることが可能なことがあります。システムが複雑でがちがちであればあるほど，いっそう事故に陥りやすく，プロセスを単純化し標準化すること，冗長性（同じ性質を持つものを複数備えていること）の機能を組み入れること，予備のバックアップシステムを開発することなどによって，事故のリスクを減らすことができます。

システムの信頼性をいっそう高いものにするもう1つの側面は，組織の設計とチームパフォーマンスです。これらは組織的活動の一部ですから，第8章 訳注5 で論じています。

訳注5 『To Err Is Human：Building a Safer Health System』の8章で述べられている。

エラーを引き起こす状況

さまざまな要因がシステム設計と生産プロセスの間に介在し，そのことによってエラーが生じやすい条件が作り出されることになります。ジェームズ・リーズンは，そうした要因を心理的な先駆体ないし前提条件と呼んでいます[40]。経営上の良好な判断は，安全で効率的な生産のための必要条件ですが，それだけでは不十分です。よく整備され信頼の高い良質な設備や，知識のある熟練した労働力，適切な勤務体制，よく練られた仕事内容が求められます。また，望ましい行動および望ましくない行動についての明確な指導なども必要です。これらの要素は安全な生産プロセスに先立つ前提条件です。

危険な行為につながり得る状況はどこにでもあります。例えば，訓練不足があると，仕事に関する過度の負荷や必要以上のプレッシャー，ハザードに対する認識の不足，あるいはやる気のなさといった形で現れることがあります[41]。このような意味で，前提条件とはシステムに内在する潜在的な欠陥となります。安全なシステムを設計することとは，人々の心理的な限界を考慮し，さらに，前提条件を排除する方法を模索したり，前提条件から生ずる結果を最小にするために介入したりすることです。仕事の設計，設備の選択と使用，作業の方法，勤務体制などは全て生産プロセスの要素であり，それは安全のために立案されるべきものです。

多くの注目を集める前提条件の1つがテクノロジーです。ヒューマンエラーが発生すると，人とは信頼できないし，非能率的なものであるという認識が生じます。その結果として起こることは，エラーを犯した信頼できない人を探し出して，エラーを再び繰り返さないようすることに重点がおかれてしまいます。もう1つの方法は，テクノロジーを積極的に導入してプロセスの自動化を進め，人のエラーが入り込む隙をなくそうとすることです。この数十年の技術の進歩はシステムの複雑化を促してきていますので，特にこのことについて考えてみます。

テクノロジーの進歩によって人に課せられた仕事の負荷は軽くなり，人が意思決定を行う機会も減りました[42]。かつては作業者が生産プロセス全体を動かしてきた仕事場において，今やほとんどの段階が自動化され，人が介入するのは最終の数少ない段階だけですむようになっています。航空機の操縦もますます自動化されたために，飛行中のオフピーク時のパイロットの作業負担は大幅に軽減されています。作業負荷がピークになる離陸時や着陸時には，計器類をモニターし情報を解釈するプロセスが増えます。

それでも，自動化ができていないことについては，作業員が行わなくてはなりません。つまり，まれで尋常ではない事象に備えて，自動化されたシステムをモニターしなければなりません[43]。なぜなら，機械はいつも変化している環境においては，まれにしか起こらない事象を扱うことができないからです[44]。幸いなことに，自動化されたシステムはめったに破綻しません。

具合の悪いことに，このことは作業をする者にとって基本技術を実践しないことを意味し，何かまずいことが生じたときに，それに取って代わるために必要な技能をなくしてしまっているということです。

　自動化が進めば進むほど，システムを管理し，維持し，操作する人々にとってシステムはいっそう「不透明」なものになります[45]。機械が人と作業の間に介在するので，自動化されたプロセスはよりいっそう見えなくなります。すなわち，自動化は作業者にとってプロセスに直接手を下す機会を減らす代わりに，作業の管理と計画の設定といった，より上位の仕事や作業計画に携わることを意味します。直接的な情報は機械（例えば，コンピュータ）でふるいにかけられてしまい，作業者はあまりに多くの解釈すべき情報にさらされたり，あるいは正しい情報を得られなくなったりする危険を冒すことになります。

> 　先のケーススタディでは，輸液装置は薬液を静脈内に注入し，麻酔科医はそれをモニターしていて，問題が起こったときに介入しました。点滴が自由落下となった際に使用者へのフィードバックがなく，および点滴が注入されていない時のフィードバックも限られたものであったという点で，輸液装置による輸液プロセスは，使用者にとって「わかりにくい」ものでした。

　テクノロジーの有益性の1つは，人にテクノロジーが加わると，人もしくはテクノロジー単独のときよりもはるかに大きな能力を発揮できるということです[46]。良い機械は，作業にあたる人の行動に注意を促し，正しい行動をとれるように支援し，そして人が覚えきれないほどの広い範囲の選択肢から調べあげることもできます。医療でいうと自動化されたオーダリングシステム，あるいは意思決定支援システムがこのような目的に合致したものです。しかしながら，テクノロジーにより，作業をする者に対してまた新しい要求が生まれます。例えば，設備が新しく1つ整えられれば，とても正確な測定値を得ることができたとして，その場合に設備が適切に働くために，人の行う作業にもより高い精度が求められることになります[47]。標準化されていない装置，あるいは機能や見た目が異なる装置では，作業する者のエラーを招きやすくなります。設備はマン・マシンインターフェイス（人対機械の相互作用）を考慮したヒューマンファクターズの原則（human factors principle）に配慮して設計されていない可能性があります[48]。

> 　先の事例に即すなら，人々がどのように機械を使い，またチームのなかで人と機械がどのように相互に関係をもつかについての特徴を考慮していれば，より安全なシステムが設計できたはずです。
> 　例えば，
> - 問題が発生したときに，患者にとって安全なモードになるような装置へと設計変更する
> - 同時に多数の機器を使うという困難な場面を減らす
> - 医療装置を購入するときには，なるべく機種を少なくする
> - 装置や使用器材などについて，明確な点検手順，例えば手術前のチェックを導入する
> - 一緒に働く予定のチームで，新しい職員に指導と訓練を行う

> ● 安全に関する組織的な学習とエラーを防ぐための変革のために，エラーを発見しそれについてお互いに意見の交換ができる環境を醸成する

　テクノロジーそのものもまた作業チームの「一員」として認知しなければなりません。テクノロジーにより仕事の負荷が変わると，チームメンバー間での相互作用も変化します。プロセスが数名の人達によってモニターされていたものが，テクノロジーを用いることでより少ない人達によって業務が達成されます。このような局面では，業務が数名の人達の間で分担されていたときと異なった業務分担となり，エラーを見い出し修復する能力に影響を与えることになるでしょう[49]。

　ここでは，テクノロジーはただ単にコンピュータと情報技術だけを意味するものではありません。テクノロジーは，「医療従事者が患者に医療を提供するときに用いる技術，薬剤，機器，処置法，およびそのような医療が行われるシステムそのもの」を含んでいます[50]。さらに，テクノロジーという言葉は医療従事者によって使われるテクノロジーに限定されていません。この言葉は，さまざまな年齢，視力，言語などをもつ人々が，いろいろな種類の医療機器や装置を自宅で使う場合も含んでいます。医療が外来や在宅に広がって行くに従い，医療の専門家でない人々が使用する医療技術の重要性も，また増していくことが予想されます。

ヒューマンファクターズに関する研究

　ヒューマンファクターズに関する研究は，医療においては途についたばかりです。それは生産工学と心理学の学問分野から学ぼうとするものです。ヒューマンファクターズとは，人と人との関係，人が使う道具，人が生活し働く環境に関する学際的研究と定義されています[51]。

　この報告書では，ヒューマンファクターズアプローチは，システムあるいはプロセスがどこでなぜ破綻するのかについて理解するために用いられています。このアプローチでは，エラー発生のプロセス，有害事象に関連のある原因，環境，状況，関連する手順や装置や，その他の要素を調べることになります。人の行う作業を研究することを通じて，より安全なシステムを創り出し，エラーを引き起こす状況を減らすことができるようになります。しかしながら，全てのエラーが人的要素と関係があるわけではありません。確かに，設備や道具は人々がそれらを使う場合を考えて設計すべきですが，設備の故障や道具の不具合は人的要素ではないため，ヒューマンファクターズで解決することはできません。

　ヒューマンファクターズに関する研究の多くは，システムとプロセスをよりよく設計することによって人とシステムとのインターフェイス（接点）についての改善をしようとするものです[52]。例えば，手順の簡素化と標準化，バックアップと回復ができるような冗長性（重複）を組み込むこと，チーム内のコミュニケーションと協調の改善，マン・マシンインターフェイスを改善するための機器の再設計などについての研究が挙げられるでしょう。

　人的要素の分析では，2つの代表的な研究方法がとられてきました。第一のものは「重大事例分析」（critical incident analysis）です。重大事例分析では，重大な，または重要な事例についてシステムがどこで破綻したか，事例がなぜ起こったか，そしてその事例を取り巻く環境について理解するために検証を行います[53]。事例が実際によくない結果となったかどうかとは関係なく，重大事例分析は，実際のエラーやエラーのリスクを高めた状況や，それらに寄与する要素に

ついて理解するために行われるものです。

> 今回の事例では，ヒューマンファクターズを専門とする研究者がいれば，医療チームが問題を検証する上で助けになったはずです。つまり，そのような人がいれば，正常な，あるいは異常な状況下で輸液装置がどのように作動したかを調べるにあたり，装置のセットアップや操作をいろいろと変えて，異なった環境の下で装置がどのように機能したか（例えば，薬剤投与流量が変化したときに警告音と表示がどのようであったかなど）検索することができたでしょう。手術の間に医療スタッフがその特定の輸液装置をどのように使ったか，複数の輸液装置を使用する際にどのようにかかわったかについても観察することができたと思われます。

　麻酔における重大事例分析によると，予防可能な事例の82%にヒューマンエラーが関係していました。その研究によれば，麻酔を実施する手順のなかでもっとも起こりやすいエラーの類型と，もっとも危険な段階とが同定されました。それらをもとに推奨された安全対策には，麻酔科医が手術室で準備をする物品については，これらの違いを明確に認識できるような表示と包装方法の工夫をすること，レジデントのトレーニングに関する課題を解決すること，就業と休憩時間のサイクルを検討すること，応援と勤務交替の手続きを改善すること，使用する機器・機材を改良すること（例えば，機器操作に使うノブの形態やノブの回転方向の標準化）などがありました。

　もう1つの分析的な研究は「自然主義的意思決定論」（naturalistic decision making）と呼ばれます[54]。この研究方法は普段の職場環境で人々が判断する仕方を検証します。自然主義的意思決定論では実験室における研究の場合に，一般的に，制御の対象とするような全ての要因，例えば，制限時間に関するプレッシャーや，騒音や他の妨害要因，不十分な情報，競合する目標などについて検討します。実際には，研究者が消防士や看護師といった現場従事者の職場に赴き，現場での仕事ぶりを観察し，発生したいろいろな事象の再現を一緒になって試みます。時間的制約というプレッシャーの下で，不確かな情報に直面した時に，どのような要素を重視し，どのようなプロセスで意思決定をするのかということについて，分析によってはっきりさせます。

　ヒューマンファクターズに関する研究を進めることに関して，オハイオ州立大学のデイビッド・ウッズによる報告があります。そこでは，事象を報告することにはじまり，調査を経て，新しい提案を行い，その後に周知させていく一連のプロセスについて述べられています（私信，デイビッド・ウッズ，1998年12月17日）。エラーについての報告や，あるいはエラーを明らかにする他の手段によって，エラーがどこで起こっているか，そしてどこで改善することができるかについて知ることができます。事実調査の段階では，ヒューマンファクターズアプローチやその他の分析を用いてエラーに関与した要因と，それを引き起こした条件を生む環境について解明します。より安全なシステムを設計することは，革新（イノベーション）への好機となり，先行してその新しいシステムを採用した人たちと協働する機会となります。最終的に，産業全体にわたる革新の広がりが，作業の基準を変えます。先駆的に新システムを導入した人たちの経験によって，何が可能であるかの再評価ができ，そして導入のモデルが示されます。航空産業は，業務における人的要因の役割を長年にわたって分析してきました。Ames研究センター〔連邦航空宇宙局（NASA）の一部門〕では，例えば飛行機の運航に関連のある情報技術や自動化の領域，基本

技能と危機管理技術とを研修するためのシミュレータの活用といった領域について研究してきました。最近の研究には，飛行中に発生したエラーの検知と対処や，コックピットにおいて操縦士の集中力を妨げたり，同じく散漫にさせたり，思い出し忘れを誘発させたりする要因に関する研究があります。また，飛行中のパイロットに状況認識を維持させることができるような計器の配置や情報の表示のデザインといったプロジェクトもあります[55]。

要　約

この章から要約されるキーポイントを示します。

1. 関係する構成要素が密接に結合しているシステムでは，事故に陥りやすい状況になっています。医療サービスは複雑な高度技術産業であるため，事故が発生しやすい分野です。
2. システムの信頼性をいっそう高め，そして安全にするためにすべきことが数多くあります。大きなシステムが破綻するときは，多数の欠陥が同時に起きています。
3. 医療を含むいかなる産業においても，事故のもっとも大きな要因はヒューマンエラーです。しかしながら，事故がヒューマンエラーによって起きているということは，人に責めを課すということではありません。なぜならヒューマンエラーは，ほとんどがシステムの欠陥によって誘発されているからです。人はすでによく知られたさまざまな複雑な理由でエラーを犯します。
4. 潜在的なエラーやシステムの欠陥は，複雑なシステムにおいては安全性に対する最大の脅威となります。なぜなら潜在的なエラーやシステムの欠陥を介して，作業員がエラーを引き起こすからです。潜在的なエラーなどはシステムに内在する欠陥であって，エラーが顕在化する前から存在します。潜在的エラーは，システムのなかで働いている人には，発見することが難しいと言わざるを得ません。なぜなら，このようなエラーはコンピュータのプログラムや管理の仕組みのなかに隠れていたり，作業する人々も問題の近くで働くことに慣れてしまっていたりするからです。
5. 現状におけるエラーへの対応については，顕在化したエラーのみを重視する傾向があります。これは時に適切な対応となるかもしれませんが，多くの場合，それはシステムをより安全にするための効果的な方法ではありません。もし潜在的なエラーが取り上げられないままでいるなら，それらが蓄積して，いずれ将来にはシステムが破綻しやすくなります。エラーが起こるたびに顕在化したエラーを最小にするための努力をすることよりも，潜在的なエラーを見い出して対処し，さらに潜在的な欠陥が存在している期間を減少させることのほうが安全なシステムを構築することに寄与すると思われます。
6. 他の産業では，人的要因（ヒューマンファクターズ）に関する研究から得られた知見を応用することにより，エラーを減らすことに成功してきました。医療界においても，医療において発生したエラーを，医療の中でうまくいかなかった特別な例として見るのではなく，よく経験されるエラーのなかの医療を背景とした特別なケースとしてみる必要があります。そして他の領域においてエラーを減らし，信頼度を改善するためにすでに使われている理論と方法とを，医療界にも適用しなければなりません[56]。

References

1) Senders, John, "Medical Devices, Medical Errors and Medical Accidents," in *Human Error in Medicine*, ed., Marilyn Sue Bogner, Hillsdale, NJ : Lawrence Erlbaum Associates, 1994.
2) Cook, Richard ; Woods, David ; Miller, Charlotte, *A Tale of Two Stories : Contrasting Views of Patient Safety*, Chicago : National Patient Safety Foundation, 1998.
3) Cook, Richard and Woods, David, "Operating at the Sharp End : The Complexity of Human Error," in *Human Error in Medicine*, ed., Marilyn Sue Bogner, Hillsdale, NJ : Lawrence Erlbaum Associates, 1994.
4) Perrow, Charles, *Normal Accidents*, New York : Basic Books, 1984.
5) Reason, James, *Human Error*, Cambridge : Cambridge University Press, 1990.
6) Perrow, 1984 ; Cook and Woods, 1994.
7) Gaba, David M. ; Maxwell, Margaret ; DeAnda, Abe, Jr.. Anesthetic Mishaps : Breaking the Chain of Accident Evolution. *Anesthesiology*. 66 (5) : 670-676, 1987.
8) Perrow, 1984.
9) Van Cott, Harold, "Human Errors : Their Causes and Reductions," in *Human Error in Medicine*, ed., Marilyn Sue Bogner, Hillsdale, NJ : Lawrence Erlbaum Associates, 1994. Also, Roberts, Karlene, "Organizational Change and A Culture of Safety," in Proceedings of Enhancing Patient Safety and Reducing Errors in Health Care, Chicago : National Patient Safety Foundation at the AMA, 1999.
10) Reason, 1990. See also Cook, Woods and Miller, 1998.
11) Norman, Donald, Things *That Make Us Smart, Defending Human Attributes in the Age of Machines*, Menlo Park, CA : Addison-Wesley Publishing Co., 1993.
12) Cooper, Jeffrey B. ; Newbower, Ronald ; Long, Charlene, et al. Preventable Anesthesia Mishaps : A Study of Human Factors. *Anesthesiology*. 49 (6) : 399-406, 1978.
13) Cooper, Jeffrey B. and Gaba, David M. A Strategy for Preventing Anesthesia Accidents. *International Anesthesia Clinics*. 27 (3) : 148-152, 1989
14) Reason, 1990.
15) Chassin, Mark R. ; Galvin, Robert W., and the National Roundtable on Health Care Quality. The Urgent Need to Improve Health Care Quality, *JAMA*. 280 (11) : 1000-1005, 1998.
16) Reason, 1990.
17) Cook, Woods and Miller, 1998.
18) Reason, 1990.
19) Vaughan, Diane, *The Challenger Launch Decision*, Chicago : The University of Chicago Press, 1996.
20) Reason, 1990.
21) Reason, 1990.
22) Roberts, Karlene, 1999. See also : Gaba, David, "Risk, Regulation, Litigation and Organizational Issues in Safety in High-Hazard Industries," position paper for Work- shop on Organizational Analysis in High Hazard Production Systems : An Academy/Industry Dialogue," MIT Endicott House, April 15-18, 1997, NSF Grant No. 9510883-SBR.
23) Sagan, Scott D., *The Limits of Safety*, Princeton, NJ : Princeton University Press, 1993.
24) Sagan, Scott D., 1993 and Robert, Karlene, 1999.
25) Reason, James, "Forward," in *Human Error in Medicine*, ed., Marilyn Sue .Bogner, Hillsdale, NJ : Lawrence Erlbaum Associates, 1994.
26) "Agenda for Research and Development in Patient Safety," National Patient Safety Foundation at the AMA, http://www.ama-assn.org/med-sci/npsf/research/research.htm. May 24, 1999.
27) Dye, Kevin M.C. ; Post, Diana ; Vogt, Eleanor, "Developing a Consensus on the Accountability and Responsibility for the Safe Use of Pharmaceuticals," Preliminary White Paper prepared for the National Patient Safety Foundation, June 1, 1999.
28) Brewer, Timothy ; Colditz, Graham A. Postmarketing Surveillance and Adverse Drug Reactions, Current Perspectives and Future Needs. *JAMA*. 281 (9) : 824-829, 1999.
29) VHA's Patient Safety Improvement Initiative, presentation to the National Health Policy Forum by Kenneth W. Kizer, Under Secretary for Health, Department of Veterans Affairs, May 14, 1999, Washington, D.C.
30) Leape, Lucian L. Error in Medicine. *JAMA*. 272 (23) : 1851-1857, 1994.
31) Perrow, 1984.

32) Cook and Woods, 1994.
33) Reason. 1990.
34) Norman, 1993.
35) Perrow, 1984.
36) Perrow, 1984.
37) Cook, Woods and Miller, 1998.
38) On the other hand, in some places, the health system may be complex, but loosely coupled. For example, during an emergency, a patient may receive services from a loosely networked set of subsystems—from the ambulance to the emergency room to the outpatient clinic to home care. See Van Cott in Bogner, 1994.
39) Cook and Woods, 1994.
40) Reason, 1990.
41) Reason, 1990.
42) Cook and Woods, 1994.
43) Reason, 1990.
44) Van Cott, 1994.
45) Reason, 1990.
46) Norman, 1993.
47) Cook and Woods, 1994.
48) Van Cott, 1994.
49) Norman, 1993.
50) Institute of Medicine, *Assessing Medical Technologies*, Washington, D.C.：National Academy Press, 1985.
51) Weinger, Matthew B；Pantiskas, Carl；Wiklund, Michael；Carstensen, Peter. Incorporating Human Factors Into the Design of Medical Devices. *JAMA*. 280（17）：1484, 1998.
52) Reason, 1990. Leape, 1994.
53) Cooper, Newbower, Long, et al., 1978.
54) Klein, Gary, *Sources of Power*：*How People Make Decisions*, Cambridge, MA：The MIT Press, 1998.
55) "Current Projects," Human Factors Research and Technology Division, Ames Research Center, NASA, http://human-factors.arc.nasa.gov/frameset.html
56) Senders, 1994.

付2　報告システムを展開するためのチェックリスト

1. 目的が明確か？

- 目的は学習か
- 目的は説明責任を果たすことか
- その両者か

2. 優先される学習の種類は何か？

- 重要で新しいハザードに対する警鐘
- 病院として学ぶべき教訓
- 傾向の分析
- システムの欠陥に関する分析
- ベストプラクティスのための推奨項目

3. 自発的か強制的か？

- 自発的
- 強制的

4. 非公開か公開か？

- 非公開
- 個々の報告内容の公開
- 分析された結果や傾向の公開

5. 報告システムの手順はどのようなものか？

- 何を報告するのか？
- 誰が報告できるのか？
- どのように報告するのか？

6. 情報の機密性は確実に保たれているか？

- 患者情報の機密

- 報告者情報の機密
- 医療機関情報の機密

7．データの基盤は何か？

- 人力によるハザード情報の識別
- 紙媒体による単純な集計表
- 互換性のあるデータベース

8．分類の方法はどれか？

- 事象の種類別
- リスク（発生確率）別
- 原因別

9．分析の方法はどれか？

- ハザードの同定
- 要約および記述
- トレンド分析とクラスター分析
- 相関関係
- リスク分析
- 原因分析
- システム分析

10．どのように対応策を作り，広めるか？

- 報告者へのフィードバック
- 医療機関に対する警鐘
- 傾向分析，テーマ別特集，ベストプラクティスに関する定期刊行物を介した紹介

11．十分な資源が整っているか？

- 報告収集の仕組み
- データベースの管理
- 調査能力
- 技術的基盤
- 事例の分類方法
- 専門家による分析
- 知見と推奨を普及させる能力

●法・団体・行政機関一覧

Act on Patient Safety	患者安全法
Advanced Incident Management System (AIMS)	インシデント・マネジメントシステム
Agency for Healthcare Research and Quality (AHRQ)	米国医療研究品質機構
Australian Incident Monitoring System (AIMS)	オーストラリア・インシデント・レポートシステム
Australia Patient Safety Foundation (APSF)	オーストラリア患者安全基金
Clinical Incident Reporting System	医療事故報告システム
Clinical Indemnity Scheme (CIS)	医療賠償制度
Confidential Enquiries in the United Kingdom	イギリスの全国匿名調査
Danish Health Care System	デンマーク・ヘルスケアシステム
Failure modes and effects analysis (FMEA)	不具合モード影響解析
Food Drug Administration (FDA)	米国食品医薬品局
Generic Reference Model (GRM)	包括的参照モデル
Health Care Inspectorate	医療監督局
Institute for Healthcare Improvement (IHI)	医療の質向上研究所
Institute for Safe Medication Practice (ISMP)	医薬品安全使用研究所
Institute of Medicine	医学研究所
Joint Commission on Accreditation of Healthcare Organizations (JCAHO)	米国医療機能評価機構
Medical Error Reporting Program	医薬品に関するエラー報告プログラム
Medical responsibility board (HSAN)	医道審議委員会
Medication Safety Alert	医薬品安全警告
Institute of Medicine's Committee on Data Standards for Patient Safety	医学研究所の患者安全のためのデータ標準化委員会
Ministry of Health	保健省
National Board of Health	国家保健委員会
National Board of Health and Welfare (NBHW)	国家健康福祉委員会
National Health Service (NHS)	国民医療制度
National Nosocomial Infections Surveillance System (NNIS)	米国院内感染サーベイランスシステム
National Patient Safety Agency (NPSA)	国家患者安全局
National Patient Safety Foundation	全米患者安全財団
National Reporting and Learning System (NRLS)	国立報告・学習システム
NHS Trust	NHSトラスト
Patient Safety Indicators (PSI)	患者安全指標
Patient Safety Network reporting system	患者安全ネットワーク報告システム
Quality of Health Care in America Project	アメリカの医療の質プロジェクト
Safety Assessment Code (SAC)	安全評価コード
Sentinel Events Reporting System	センチネルイベント報告システム
Trust's NHS Patient Advice and Liaison Service	NHSによる患者相談サービス
United States Centers for Disease Control and Prevention (CDC)	米国疾病管理予防センター
United States Pharmacopeia (USP)	米国薬局方
United States Veterans Health Administration National Surgical Quality Improvement Program (NSQIP)	米国退役軍人健康管理局・全国外科手術質改善プログラム
Veterans Health Administration (VHA)	退役軍人健康管理局
Veterans Health system	退役軍人医療システム

※法・団体・行政機関などは説明的に翻訳しています。

後書き

　2005年からWHOによってホームページ上で公開されている「WHO Draft Guidelines for Adverse Event Reporting and Learning Systems」は，これまでもさまざまな研究者により部分的に翻訳されたり，引用されるなどしてきました。一般社団法人日本救急医学会「診療行為関連死の死因究明等の在り方検討特別委員会」においても，このドラフトガイドライン，特に第6章で述べられている「非懲罰性（医療安全に関する報告者とその事例にかかわった人々を罰してはならない）」に注目し，さまざまな分析検討を行ってきました。

　近年，「医療事故＝当事者の懲罰」という本質を無視した短絡的な図式が，あたかも医療安全の解決策であるような風潮があり，大いに懸念されるところです。医療安全は，英語ではPatient Safety（患者安全）であり，事故を再発させないように分析し改善策を講じる，というのが本来の目的です。航空事故や航空事故調査委員会のありようと比べるとどのようでしょうか。医療従事者の懲罰という罰則感情だけでは解決できない，巨大システムとしての医療における患者安全，という課題に取り組む皆様の一助になればと，全訳の出版にこぎつけました。本書が，わが国における真の意味での患者安全の推進に寄与することを，翻訳者一同心から祈念しております。

　　　　　　　　　　　　　　　　　　　　　一般社団法人日本救急医学会
　　　　　　　　　　　　　　　　　　　　　　　診療行為関連死の死因究明等の在り方検討特別委員会
　　　　　　　　　　　　　　　　　　　　　富山大学大学院危機管理医学

　　　　　　　　　　　　　　　　　　　　　　　　　　　　　　　　奥寺　敬

索　引

欧文

A
Act on Patient Safety　→患者安全法
ADE　→薬剤による有害事象
Advanced Incident Management System　→インシデント・マネジメントシステム
adverse drug event　→薬剤による有害事象
adverse event　→有害事象
AHRQ　→米国医療研究品質機構
AIMS　→オーストラリア・インシデント・レポートシステム
AIMS　→インシデント・マネジメントシステム
APSF　→オーストラリア患者安全基金
Australian Incient Monitoring System　→オーストラリア・インシデント・レポートシステム
Australian Patient Safety Foundation　→オーストラリア患者安全基金

C
close call　→ヒヤリハット

D
Danish Health Care System　→デンマーク・ヘルスケアシステム
DHCS　→デンマーク・ヘルスケアシステム

E
error　→エラー
event　→事象

F
Failure modes and effects analysis　→不具合モード影響解析
FDA　→米国食品医薬品局
FMEA　→不具合モード影響解析
Food Drug Administration　→米国食品医薬品局

H
hazard　→ハザード
Healthcare Incident Types　→ヘルスケアインシデント分類
HIT　→ヘルスケアインシデント分類

I
IHI　→医療の質向上研究所
incident　→インシデント
Institute for Healthcare Improvement　→医療の質向上研究所
Institute for Safe Medication Practices　→医薬品安全使用研究所
Institute of Medicine's Committee on Data Standaeds for Patient Safety　→医学研究所の患者安全のためのデータ標準化委員会
ISMP　→医薬品安全使用研究所

J
JCAHO　→米国医療機能評価機構
Joint Commission on Accreditation of Healthcare Organizations　→米国医療機能評価機構

L
latent error　→潜在的なエラー
latent failure　→潜在的な欠陥

M
Medical Error Reporting Program　→医薬品に関するエラー報告プログラム
Medication Safety Alert　→医薬品安全警告
MedMARx^{SM}　22，43

N
National Nosocomial Infections Surveillance System　→米国院内感染サーベイランスシステム
National Patient Safety Agency　→国家患者安全局
National Reporting and Learning System　→国立報告・学習システム
naturalistic decision making　→自然主義的意思決定論
near-miss　→ニアミス
NPSA　→国家患者安全局
NRLS　→国立報告・学習システム
NSQIP　→全国退役軍人健康管理局・全国外科手術質改善プログラム

P
Patient Safety Indicators　→患者安全指標

potential adverse event →有害事象となる可能性のあった事例
preventable adverse event →予防可能な有害事象
PSI →患者安全指標

S
SAC →安全評価コード
safety →安全
Safety Assessment Code →安全評価コード
Safety WalkRound →患者安全のための巡視

U
United States Agency for Healthcare Research and Quality →米国医療研究品質機構
United States Veterans Health Administration National Surgical Quality Improvement Program →全国退役軍人健康管理局・全国外科手術質改善プログラム
unsafe conditions →不安全状態

V
Veterans Health Administration →退役軍人健康管理局
VHA →退役軍人健康管理局

和文

あ
安全 6
安全評価コード 20, 36
医学研究所の患者安全のためのデータ標準化委員会 20
逸脱の正常化 60
医薬品安全警告 10, 22
医薬品安全使用研究所 10, 17
医薬品に関するエラー報告プログラム 22
医療におけるエラー 5, 62
医療の質向上研究所 29
インシデント 6, 16
インシデント・マネジメントシステム 18
エラー 6, 16
オーストラリア・インシデント・レポートシステム 10, 40
オーストラリア患者安全基金 18, 21, 24, 41

か
患者安全 3, 5, 7
――指標 31
――のための巡視 27
――のための世界同盟 3, 19
――法 15, 35
国立報告・学習システム 11, 14, 36
国家患者安全局 11, 36

さ
サーベイランス 30
事象 6
自然主義的意思決定論 67
事例 6
説明責任 11, 14
潜在的なエラー 7
潜在的な欠陥 7

た
退役軍人健康管理局 20
タキソノミー 19
デンマーク・ヘルスケアシステム 15, 35

な
ニアミス 6, 17
ノーマルアクシデント理論 61

は
ハザード 6, 17
ヒヤリハット 6, 17
ヒューマンファクターズ 66
不安全状態 17
フォーカスグループ 27
不具合モード影響解析 28
分類システム 19
米国医療機能評価機構 11, 17, 42
米国医療研究品質機構 20, 30, 44
米国院内感染サーベイランスシステム 31
米国食品医薬品局 18
米国退役軍人健康管理局・全国外科手術質改善プログラム 31
ヘルスケアインシデント分類 14, 40

や
薬剤に関する有害事象 6, 29
有害事象 6, 9
有害事象となる可能性のあった事例 6
予防可能な有害事象 6

| JCOPY | 〈(社)出版者著作権管理機構 委託出版物〉 |

本書の無断複写は著作権法上での例外を除き禁じられています．
複写される場合は，そのつど事前に，下記の許諾を得てください．
(社)出版者著作権管理機構
TEL. 03-3513-6969　FAX. 03-3513-6979　e-mail：info@jcopy.or.jp

患者安全のための世界同盟
有害事象の報告・学習システムのための
WHOドラフトガイドライン
情報分析から実のある行動へ

定価（本体価格 3,000 円＋税）

2011 年 10 月 20 日　第 1 版第 1 刷発行
2014 年 3 月 20 日　第 1 版第 2 刷発行
2015 年 11 月 16 日　第 1 版第 3 刷発行

監　訳／一般社団法人 日本救急医学会
　　　　　診療行為関連死の死因究明等の在り方検討特別委員会
　　　　中島　和江
発行者／長谷川　恒夫
発行所／株式会社　へるす出版
　　　　〒164-0001　東京都中野区中野 2-2-3
　　　　電話　03-3384-8035〈販売〉　03-3384-8177〈編集〉
　　　　振替　00180-7-175971
印刷所／三報社印刷株式会社

©2011 Printed in Japan　　　　　　　　　　　　　　〈検印省略〉
乱丁，落丁の際はお取り替えいたします．
ISBN978-4-89269-736-4